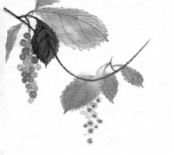

家庭健康新书架丛书

我是家人的
保健按摩师

樊淑英　编著

U0188827

中国科学技术出版社
·北京·

图书在版编目（CIP）数据

我是家人的保健按摩师 / 樊淑英编著 . —— 北京：
中国科学技术出版社，2022.9
ISBN 978-7-5046-9710-3

I.①我… II.①樊… III.①保健—按摩疗法（中医）
IV.① R244.1

中国版本图书馆 CIP 数据核字（2022）第 144802 号

责任编辑	张晶晶
装帧设计	中文天地
责任校对	邓雪梅
责任印制	马宇晨

出　　版	中国科学技术出版社
发　　行	中国科学技术出版社有限公司发行部
地　　址	北京市海淀区中关村南大街16号
邮　　编	100081
发行电话	010-62173865
传　　真	010-62173081
网　　址	http://www.cspbooks.com.cn

开　　本	787mm×1092mm　1/16
字　　数	175千字
印　　张	13.25
版　　次	2022年9月第1版
印　　次	2022年9月第1次印刷
印　　刷	北京顶佳世纪印刷有限公司
书　　号	ISBN 978-7-5046-9710-3 / R·2951
定　　价	68.00元

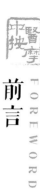

前言

中医按摩通过运用按、摩、推、拿、揉、搓、捏、提等手法作用在人体的特殊部位（即穴位），来达到舒筋活络、防病治病、益寿养颜等功效，因其简单、"绿色"、效果独特而历来为世人所推崇。

本书介绍的家人互助按摩，既属于中医按摩的范畴，但又不同于专业的医疗性按摩，而是在符合中医相关原理的前提下，大大简化了的、适合非专业人士的一种亲人之间相互施行的简易按摩手法，它事先并不需要经过特殊培训来掌握专门的按摩技术，而只要有一些初步的按摩常识（如本书介绍的），稍加练习就可以进行了，所以，按摩时动作不一定要求多么规范，能达到基本目的就可以了。

家人互助按摩不受时间和地点的限制，具有效果显著、方便灵活的特点，最关键的是几乎没有任何副作用。通过家人之间坚持不懈的互相按摩，可以帮助亲人缓解常见病痛和不适、纠正"亚健康"、养护姿容以及调整身心状态，同时增进家人之间的亲密关系，给家庭生活增加更多情趣，使得家庭成员对生活、工作的正面感受会更多一些，更能保持积极向上的生活态度。

作者作为专业中医按摩师，对中医按摩的神奇疗效有深刻体会和感悟。希望本书能为广大读者带来益处。

I

目录
C O N T E N T S

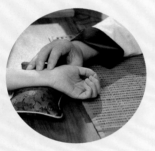

 不可不知
——按摩前应了解的几个中医概念

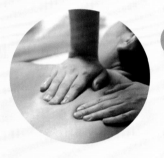

 一点就通
——家人互助按摩的基本常识

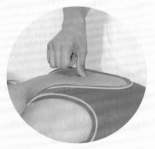

 一学就会
——家人互助按摩的简单手法

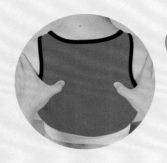

手到病除
——常见病症的家人互助按摩手法

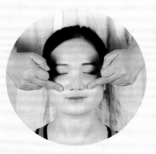

 打造丽姿
——护容养颜的家人互助按摩手法

不可不知

——按摩前应了解的几个中医概念

1.1 阴阳

　　阴阳是中国古代哲学的一个概念，它最初的含义是指日光的向背，向日为阳，背日为阴。后引申为气候的寒暖，方位的上下、左右、内外，运动状态的躁动和宁静等。古代思想家看到一切现象都有正反两方面，就用阴阳这个概念来解释自然界两种对立和相互消长的物质势力，并认为阴阳的对立和消长是事物本身所固有的。因此，阴阳是对自然界相互关联的某些事物和现象对立双方的概括，即含有对立统一的概念。一般来说，凡是运动的、外向的、上升的、温热的、明亮的、无形的、兴奋的都属于"阳"；相对静止的、内守的、下降的、寒冷的、晦暗的、有形的、抑制的都属于"阴"。如白天属阳、夜晚属阴；男属阳、女属阴。但阴阳的属性不是绝对的，在一定条件下是可以相互转化的。阴阳之间还存在对立制约、交感互藏、互根互用、消长平衡的关系。

　　阴阳的概念引入中医领域，即是将对人体具有推动、温煦、兴奋等作用的物质和功能，归属于阳；对于人体具有凝聚、滋润、抑制等作用的物质和功能，归属于阴。阴阳学说贯穿在中医学理论体系的各个方面，用来说明人体的组织结构、生理功能、疾病的发生和发展规律，并指导临床诊断和治疗。阴阳平衡，人体才能健康。治病的根本在于调和阴阳，达到平衡的状态（图 1-1）。

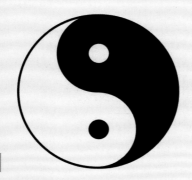

图 1-1　阴阳图

1.2 五行

五行是指金、木、水、火、土 5 类物质的运动。它是用来阐释事物之间相互关系的抽象概念，是概括客观世界中的不同事物属性，并用五行相生相克的动态模式来说明事物间的相互联系和转化规律，具有广泛的含义，并非仅指五种具体物质本身。凡具有生长、升发等作用或性质的事物，均归属于木；具有温热、升腾作用或性质的事物，均归属于火；具有承载、生化、受纳作用的事物，均归属于土；具有清洁、肃降、收敛等作用的事物，均归属于金；具有寒凉、滋润、向下运行的事物，均归属于水。五行学说用五行之间的生、克关系来阐释事物之间的相互关系，认为任何事物都不是孤立、静止的，而是在不断相生、相克的运动中维持协调平衡。

五行学说在中医的应用，主要是以五行的特性来分析研究机体的脏腑、经络、生理功能的五行属性和相互关系，以及阐释它们在病理情况下的相互影响。因此，五行学说在中医中既用作理论上的阐释，又具有指导临床的实际意义。五行学说以五脏配属五行，由于肝主升而归属于木，心主温煦而归属于火，脾主运化而归属于土，肺主降而归属于金，肾主水而归属于水。五脏与五行相生相克应保持相对平衡和稳定，和谐相处。如果五脏与五行发生失调，出现太过、不及或反侮，也会导致疾病的发生，这对于推断疾病的好转和恶变，选择治疗方法，提供了充足依据。中医主要运用五行学说阐述五脏六腑间的功能联系以及脏腑失衡时疾病发生的机制，并用以指导脏腑疾病的治疗。

五行之间存在相生、相克、相乘、相侮的转化规律。五行相生的次序是：木生火，火生土，土生金，金生水，水生木。五行相克的次序是：木克土，土克水，水克火，火克金，金克木（图 1-2）。

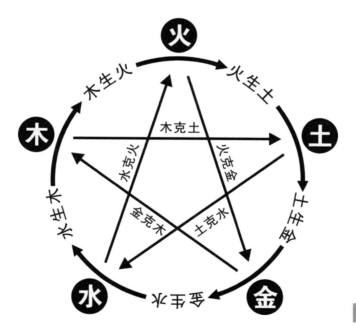

图 1-2 五行图

1.3 脏腑

脏腑是人体内脏的总称，按照脏腑各自的生理功能特点，可分为脏、腑和奇恒之腑三类。以五脏为中心，一脏一腑、一阴一阳为表里，由经络相互络属。

五脏指心、肝、脾、肺、肾，一般笼统功能为"化生和贮藏精气"，即能贮藏人体生命活动所必需的各种精微物质，如精、气、血、津液等；六腑指胆、胃、小肠、大肠、膀胱、三焦，一般笼统功能为"腐熟水谷、分清泌浊、传化糟粕"，其共同生理特点是主管饮食物的受纳、传导、变化和排泄糟粕；奇恒之腑指脑、髓、骨、脉、胆、女子胞（子宫），其共同特点是它们同是一类相对密闭的组织器官，却不与水谷直接接触，即似腑非腑，但具有类似于五脏贮藏精气的作用，即似脏非脏。

脏腑学说主要是研究五脏、六腑和奇恒之腑的生理功能和病理变化。中医的"脏腑"概念，不单是西医解剖形态的概念，而是包括解剖、生理、病理在内的综合概念（图1-3）。

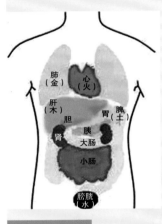

图1-3　脏腑

1.4 藏象

藏（zàng），是指藏于体内的脏器；象，是指表现于外的生理、病理现象。藏象学说就是通过对人体生理、病理现象的观察，研究人体各个脏腑的生理功能、病理变化及其相互关系的学说。

藏象学说中的脏腑名称虽与现代人体解剖学的脏器名称相同，但在生理、病理的含义中，却不完全相同。藏象学说中的一个脏腑的生理功能，可能包含着现代解剖学中几个脏器的生理功能；而现代解剖生理学中的一个脏器的生理功能可能分散在藏象学说的几个脏腑的生理功能之中。藏象更重要的是概括了人体某一系统的生理和病理学概念。

1.5 气血津液

气血津液是构成人体和维持人体生命活动的基本物质，是机体脏腑、经络等进行生理活动的物质基础。

气，是不断运动着的具有很强活力的精微物质。气运行不息，推动和调节着人体内的新陈代谢，维系着人体的生命进程。气主要有推动作用、温煦作用、防御作用、固摄作用和气化作用等。气虚，则易疲劳乏力、声音低微等。

血，基本上是指血液，是行于脉内的红色液态样物质，具有很高的营养和滋润作用。血液必须在脉中循环运行，才能发挥它的生理效应，为脏腑、经络、形体、官窍的生理功能提供营养物质，是人体生命活动的根本保证。如果血的生成不足或持续地过度耗损，均可出现头晕目花、面色萎黄、毛发干枯、肌肤干燥、肢体麻木等表现。

津液，是机体一切正常水液的总称，包括各脏腑组织器官的内在体液及其正常的分泌物，如胃液、肠液和涕、泪等。津和液同属于水液，都来源于饮食，有赖于脾和胃的运化功能而生成。一般地说，性质较清稀，流动性较大，布散于体表皮肤、肌肉和孔窍，并能渗注于血脉，起滋润作用的，称为津；性质较稠厚，流动性较小，灌注于骨节、脏腑、脑、髓等组织，起濡养作用的，称为液。

气血津液都是机体腑脏、经络等进行生理活动所需要的能量，而气血津液又依赖于腑脏、经络等正常的生理活动。如果气血津液代谢不正常或腑脏、经络等不能进行正常的生理活动，就会导致疾病的发生。

1.6 经络

经络是人体特殊的网络联系系统，是人体结构的重要组成部分，具有运行全身气血、联络脏腑肢节、沟通上下内外、调节体内各部分功能活动的作用。经络是经脉和络脉的总称，经有路径的意思，络有网络的意思。经脉是经络系统的主干，多循行于人体深部，有一定的循行径路；络脉是经脉小的分支，多循行于人体较浅的部位。经络系统通过有规律的循行和错综复杂的联络交会，把人体的五脏六腑、四肢百骸、五官九窍、皮肉筋脉等组织器官联结成一个统一的有机整体，从而保证人体生命活动的正常进行。

所谓经气，即经络之气，概指经络运行之气及其功能活动。经气活动的主要特点是循环流注、如环无端、昼夜不休。人体通过经气的运行来调节全身各部的机能活动，从而使整个机体保持协调和相对平衡。因为经络既深入人体内脏，又浅出体表，因此按摩手法虽然是在身体表面操作，却可通过经络调理身体每个器官。经络系统由十二经脉、奇经八脉、十二经别、十二经筋、十二皮部、十五络脉及许多孙络、浮络等组成（图1-4）。

经络的功能主要有：

● 联系作用：人体是由五脏六腑、四肢百骸、五官九窍、皮肉脉筋骨等组成的，它们虽各有不同的生理功能，但又共同进行着相互影响的整体活动，使机体内外、上下保持协调统一，从而构成一个有机的整体。这种有机配合和相互联系，主要是依靠经络的沟通、联络作用实现的。正是因为有了这种联系，中医在治疗和养生保健时，都强调一个原则，那就是"整体观"。比如说失眠，在治疗的时候，要想到心、肝、脾、肺、肾等脏腑之间往往是互相联系的，肝血虚了，心血也虚；心火和肝火常常并存；肾水虚，则心火炎上，这些都能引起失眠。所以，如何把握"整体"的概念，对治疗和调理至关重要。只有熟习人体的每个组成部分，掌握了经络的循行规律，才能更好地实践"整体观"。

● 感应作用：经络是人体各组成部分之间的信息传导网。当体表受到某种

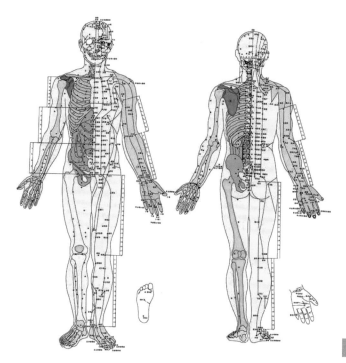

图 1-4　经络

良性刺激时，刺激就沿着经脉传于体内有关脏腑，使该脏腑的功能发生变化，从而达到疏通气血和调整脏腑功能的目的。针灸和按摩时出现的酸、麻、胀、痛等感觉，就是经络传导感应作用的表现。脏腑功能活动的变化也可通过经络反映于体表，如患慢性阑尾炎的人，在足三里穴下方常常会有一个特别的压痛点；肝病患者的后背肝俞穴周围常会有压痛、结节、条索等异常。像压痛、结节、条索、红点、脱屑等现象常常是问题症结的反映，既能提示疾病的部位，也往往是治疗的要点。

● 濡养作用：人体各个组织器官均需气血濡养。由脾胃化生而来的气血，通过经络这些大小"河流"而循环贯注到全身，发挥其营养脏腑器官、抗御外邪、保卫机体的作用。经络不通了，就好比是河道堵塞了；经络气血亏虚了，就好比是河流干枯了；经络气血过多了，就好比是洪水来了，这些不正常的情况都会影响到相应器官和组织的营养，从而影响它们的正常功能。脏腑功能失调，会出现相应脏腑的疾病；头面四肢失于濡养，则会出现疼痛、麻木、瘫痪、肌肉萎缩等问题。

● 调节作用：经络能运行气血和协调阴阳，使人体机能活动保持相对的平衡。当人体发生疾病时，出现气血及阴阳虚实的表现，可运用各种方法刺激经络和穴位，以激发经络的调节作用，调节脏腑功能，补虚泻实，使阴阳得以平衡。经络的这种调节作用是双向的、良性的，它总是向着阴阳平衡的方向来调节脏腑的功能。比如说，刺激足三里穴既能调理便秘，也能调理腹泻；刺激三阴交穴既能调理月经过多，也能调理月经过少和闭经；刺激百会穴既能调理高血压，也能调理低血压等。

1.7 穴位

穴位又称腧（shù）穴，是中医特有的名词，指人体经络线上特殊的点区部位，从西医角度讲，穴位多为神经末梢密集或神经干线经过、血管较多的地方（图1-5）。

穴位是人体脏腑经络气血输注出入的特殊部位。穴位并不是孤立于体表的点，而是与深部组织器官有着密切联系、互相输通的特殊部位。它是双向的，从内通向外，反应病痛；从外通向内，接受刺激，防治疾病。从这个意义上说，穴位又是疾病的反应点和治疗的刺激点。中医可以通过针灸、推拿、按摩、刮痧、艾灸等刺激相应的经络点治疗疾病。部分穴位并不在经络上，但对其的刺激亦可产生疗效。

全身穴位分为经穴、经外奇穴、阿是穴和耳穴。国家标准《GB/T 12346—2006 腧穴名称与定位》中明确，人体周身有经穴362个，经外奇穴46个，合计408个。针灸、推拿、按摩、刮痧、艾灸以及点穴等都是通过刺激穴位而发挥其治疗作用。

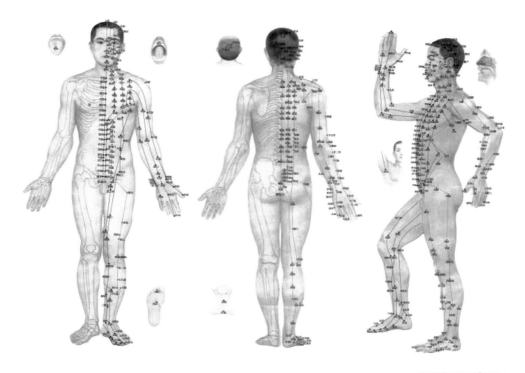

图 1-5　穴位

1.8 元气

　　元气是人体最根本、最重要的气，是人体生命活动的原动力。中医认为，元气为先天之精所化生，由先天之肾所藏，后天脾胃来濡养，借三焦和经络流行分布并弥散全身。

　　元气的生成来源是肾中所藏的先天之精，先天之精化生的元气生于命门。肾中先天之精禀受于父母的生殖之精，胚胎时期即已存在。出生之后，必须得到脾胃化生的水谷之精的滋养补充，方能化生充足的元气。因此，元气充盛与否，不仅与来源于父母的先天之精有关，而且与脾胃运化功能、饮食营养及化生的后天之精是否充盛有关。因先天之精不足而导致元气虚弱者，也可以通过后天的培育补充而使元气充实。

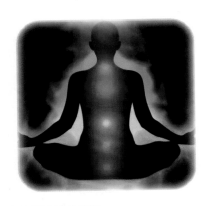

图 1-6　元气

元气发于肾，以三焦为通路，循行全身，内而五脏六腑，外而肌肤腠理，无处不到，发挥其生理功能，成为人体最根本、最重要的气。

元气的生理功能，一是推动和调节人体的生长发育和生殖机能；二是推动和调控各脏腑、经络、形体、官窍的生理活动。总之，机体的一切生命活动都是在元气推动和调控下进行的，元气亏少或元阴元阳失衡，都会产生较为严重的病变（图 1-6）。

1.9　体质

体质又称禀赋、禀质、气禀、形质、气质等，即人体的质量，是在中医理论发展过程中形成的病理生理学概念。体质是人体在先天遗传和后天获得的基础上所形成的功能和形态上相对稳定的固有特性。换句话说，体质是禀受于先天，受后天影响，在生长、发育过程中所形成的与自然、社会环境相适应的人体形态结构、生理功能和心理因素的综合的相对稳定的固有特征。

体质这一概念，首先强调了人体体质的形成是基于先天遗传和后天获得两个基本方面；同时反映了中医关于机体内外环境相统一的整体观念，说明了人体体质在后天生长、发育过程中是与外界环境相适应而形成的；也体现出中医形神合一的体质观，即神生于形，形主宰于神，神依附于形，神明则形安，形与神是人体不可分离的统一整体，形体健壮则精神旺盛，生命活动正常；形体衰弱则精神衰弱，生命活动异常；形体衰亡，生命便告终结。

中医认为，体质的固有特性或特征表现为功能、代谢以及对外界刺激反应等方面的个体差异性，对某些病因和疾病的易感性，以及疾病传变转归中的某种倾向性。人的体质特点或隐或现地体现于健康和疾病过程中。先天禀赋是人体体质形成的重要因素，但体质的发展与强弱在很大程度上又取决于后天因素的影响。

身体的体质特征是复杂的，根据脏腑气血阴阳的功能状态以及邪气的有无，可以分为正常体质与异常体质两大类，异常体质又可按邪正盛衰分为虚性体质、实性体质和复合性体质3类。

正常体质，即身体强壮且无寒热之偏的体质。形体肥瘦匀称，健壮，头发盛长而黑，面色红润，肤色红黄隐隐，明润含蓄，目光有神，精采内含，鼻色明润，嗅觉通利，口和，唇红润，胃纳佳，四肢轻劲有力，能耐受寒热，二便正常，脉象从容和缓、节律均匀，舌质淡红、润泽，苔薄白。此类型体质阴阳无明显偏颇。

虚性体质，是指脏腑亏虚、气血不足、阴阳偏衰为主要特征的体质状态。常见气虚体质、血虚体质、阴虚体质和阳虚体质4类。

实性体质，因邪气有余为实，故实性体质主要是指体内阴阳偏盛，痰、瘀等邪气内结所形成的素质特征，常见阴寒体质、阳热体质、痰湿体质、瘀血体质和气郁体质5种类型。

复合性体质，是指兼具上述两种以上不正常身体素质的体质类型，如气虚与痰湿体质混见，见于肥胖之人；气虚与瘀血体质混见；阳虚与阴寒体质混见；气郁与痰湿体质混见；气郁与阴虚体质混见等（图1-7）。

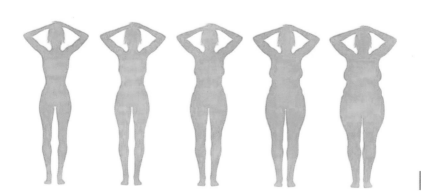

图1-7 体质

1.10 病因

中医认为，发病的过程就是邪气与正气交战的过程，交战的结果决定了发病及疾病的发展变化，又称为"正邪分争"。邪气泛指各种致病因素，正气则是指人体的自我修复调节能力、适应环境能力、抗病能力等。正气不足是发病的内在依据，即"邪之所凑，其气必虚""正气存内，邪不可干"。

体质、情志、地域、气候等也与发病有密切关系。

中医的病因一般分为 4 类：①外感病因：包括六淫（风、寒、暑、湿、燥、火）和疠气。②内伤病因：包括七情（喜、怒、忧、思、悲、恐、惊）、饮食失宜、劳逸失度。③继发病因：包括痰饮、瘀血、结石。④其他病因：包括外伤、寄生虫、胎传、诸毒、医过。

1.11 整体观

整体就是统一性和完整性。中医认为，人体是一个有机的整体，是由若干脏器和组织、器官所组成的，构成人体的各个组成部分之间在结构上是不可分割的，在功能上是相互协调、相互作用的，在病理上也是相互影响的。

同时，中医也认识到人与自然环境的密切关系，认为人与自然具有统一性，自然界存在着人赖以生存的必要条件。自然界的变化可直接或间接地影响人体，而机体则会对外界变化相应地产生反应（图 1-8）。

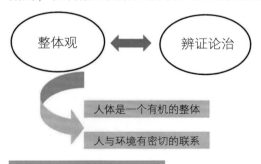

图 1-8 整体观与辨证论治

1.12 辨证论治

辨证论治是中医诊断和治疗疾病的基本原则。所谓"证"是机体在疾病发展过程中某一阶段的病理概括，包括病变的部位、原因、性质以及邪正关系，能够反映出疾病发展过程中某一阶段的病理变化的本质，因而它比症状能更全面、更深刻、更准确地揭示出疾病的发展过程和本质。

辨证论治分为辨证和论治两个阶段。辨证是确定治疗方法的前提和依据，论治是辨证的目的，通过辨证论治的效果，可以检验辨证论治是否正确。

辨证和论治是诊疗疾病过程中相互联系、不可分割的两个方面。辨证，就是将四诊（望、闻、问、切）所收集的资料、症状和体征，通过分析和综合，辨清疾病的原因、性质、部位和邪正之间的关系，概括、判断为某种证；论治又称施治，是根据辨证分析的结果来确定相应的治疗原则和治疗方法。

辨证是决定治疗的前提和依据，论治则是治疗疾病的手段和方法，所以辨证论治的过程，实质上是中医学认识疾病和治疗疾病的过程。比如一个人出现腰膝酸软疼痛、小便频、潮热盗汗等，可归纳为"肾虚证"，在治疗方面使用补肾的方法，问题就可以得到解决（图 1-8）。

1.13 四诊

四诊是中医诊断疾病的基本方式，具体指的是望、闻、问、切这四种方法。四诊具有直观性和朴素性的特点，在感官所及的范围内，直接地获取信息，即刻进行分析综合，及时作出判断。

四诊的基本原理是建立在整体观念和恒动观念的基础上的，是阴阳五行、藏象经络、病因病机等理论的具体运用。物质世界的统一性和普遍联系，就是四诊的理论基础。只有将四诊有机地结合起来，彼此参伍，才能全面、系统、真实地了解病情，作出正确的判断。

望诊是指观察病人形体、面色、舌体、舌苔，根据形色变化确定病位、病性。闻诊包括听声音和嗅气味两方面，一是从病人发生的各种声音，从其高低、缓急、强弱、清浊测知病性的方法；二是根据病人身体的气味和病室内的气味来判断病人的病情。问诊是询问病人及其家属，了解现有证象及其病史，为辨证提供依据的一种方法。切诊则是指用手触按病人身体，借此了解病情的一种方法，最主要的是切脉（又称诊脉），是医者用手指按其腕后桡动脉搏动处，借以体察脉象变化，辨别脏腑功能盛衰、气血津精虚滞的一种方法。不同脉象的形成，与心脏、脉络、气血津液有着密不可分的关系。脉象的不同变化反映了心力强弱、脉络弛张、气血津液虚滞三个方面的变化（图1-9）。

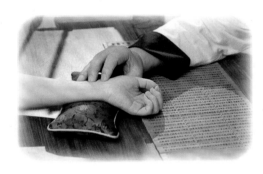

图1-9 切脉

2

一 点 就 通
——家人互助按摩的基本常识

2.1 家人互助按摩的好处

家人互助按摩好处多多，归纳起来有以下几点：

● 可以帮助家人有效应对常见的小毛病，用简便的手法达到家庭成员之间自我治疗和保健的目的。

● 可以帮助家人调整和改善身体功能，及时纠正处于"亚健康"的身体状态。

● 可以帮助家人促进身体血液循环，加强新陈代谢，保持身体活力，防止和延缓老化。

● 可以帮助家人增进内分泌平衡，促进体内毒素和代谢废物的排泄，提高身体的免疫力，预防疾病的发生。

● 可以帮助家人放松身体，舒缓肌肉酸痛，消除疲劳，缓解精神压力。

● 可以帮助家人改善睡眠，提高睡眠质量，能够带着舒缓放松的感觉进入梦乡，充分休息，工作时精力更加充沛。

● 可以帮助家人促进肠胃功能，改善消化不良，增进食欲。

● 可以帮助家人有效促进腰肌劳损、肩周炎、腿痛、颈椎病、关节炎、半身不遂、白带异常、乳腺增生、前列腺炎等慢性疾病的康复，对手术和放疗后病人的康复也有明显的促进作用。

● 局部按摩可以帮助家人消耗多余的脂肪，达到减肥美体的目的；同时还可协助排出皮肤中的"垃圾"（代谢废物），增强皮肤活力和弹性，有利于皮肤美容和养颜。

● 假如是伴侣间进行互助按摩，还可以按摩对方身体的敏感部位，如乳房、会阴部穴位，对于一些难以启齿的病症，比如阳痿、早泄、性冷淡等男科和妇科疾病，既可以起到辅助治病、提高伴侣性功能、增进双方感情的多重作用，又避免了去医院治疗的尴尬。

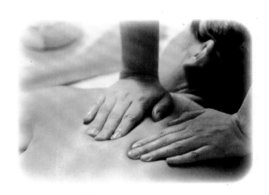

● 伴侣间进行互助按摩，还可以大大提高伴侣之间的"性趣"，让伴侣双方享受到更多的私密情趣，增进相互间的感情，促使夫妻生活更加亲密与和谐（图 2-1）。

图 2-1　家人互助按摩好处多多

2.2　家人互助按摩前需做好的准备

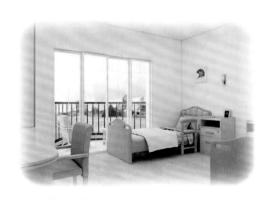

家人之间打算进行按摩前，应做一些必要准备。

● 按摩时，房间内要温暖、安静而舒适，室内光线不要太亮，最好开一盏暖色而光线柔和的灯。如果能再准备一个熏香炉，里面倒少许芳香精油，并加热，使香味四溢，则效果更佳（图 2-2）。

图 2-2　按摩时的环境要舒适安静

● 一般可在家里的床上进行按

摩，床的弹性要适中，如果床过于松软，可能不便操作，也可以在铺上垫子或毛毯的地板上进行。还可以预先在旁边放几个小枕头，以便操作过程中垫在头部、膝盖、盆骨、足踝下面。

● 体位要尽可能舒服和放松，可只穿贴身的睡衣和睡裤。再预备一条柔软的浴巾，以备按摩之后盖在身上（图2-3）。

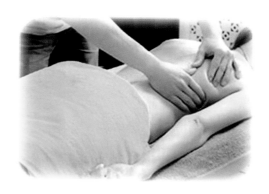

图 2-3　按摩的体位要舒服放松

● 最好准备一些润滑油，以利于按摩时手掌在被按摩者皮肤上的滑动。一般可选择吸收较慢的润滑油，如杏仁油、葵花油或者椰子油。如果天气凉，在开始按摩之前，可先把润滑油放在热水中稍微加热。按摩时最好把润滑油涂抹在手掌上，而不要直接滴落在对方的皮肤上（图2-4）。

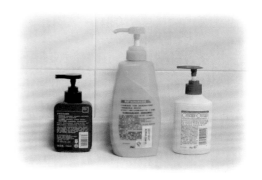

图 2-4　按摩时最好准备一些润滑油

● 按摩者如果手上有戒指、手链等饰物，应取下来。注意指甲也不要太长。被按摩者要排空大小便。

● 可在按摩时播放一些轻柔、欢快的音乐，声音低低的，可以制造温馨的氛围（图2-5）。

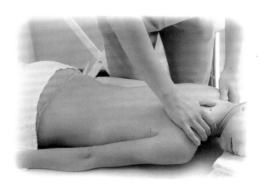

图 2-5　按摩时的氛围要轻松温馨

2.3 家人互助按摩时的注意事项

家人互助按摩时的要领，可以用"持久、均匀、有力、柔和、深透"来形容，这需要在不断的实践中逐步去体会和总结。

● 按摩时要保持按摩动作的连贯和均匀，按摩的动作一定要轻柔而缓慢，按摩的手要始终不离开被按摩者的皮肤。

● 在家人相互按摩时，按摩的一方可以不时地询问另一方有何感受、反应如何以及需要什么，而被按摩的一方要把自己的感受，特别是喜欢按摩什么部位、采用什么按摩手法和力度随时告知按摩者。除此之外，不宜讲更多的话，而应把注意力集中在彼此的感受和体验上。

● 按摩的力度应由轻到重，用力要恰当，过小起不到应有的刺激作用，过大易产生疲劳，且易损伤皮肤。要摸索着学会用巧力，重得舒适，轻得实在，也即中医讲的"重而不滞，轻而不浮"。男性肌肉结实，按摩时要稍微加大力量，或者延长按摩时间；女性肌肤娇嫩，按摩时用力要适当控制。按摩开始的时候，一般先用比较柔和的手法，然后逐渐加强，直至达到被按摩者能忍受的最大强度。按摩结束时，力度再由强到弱，不要从强突然停止，以使被按摩者有个适应的过程。特别是在按摩穴位时，要有"得气"感，即酸、胀、沉的感觉，这种感觉以通达深处为好。

● 在按摩时，要注意按摩部位和强度的关系，如腰部、背部、臀部及四肢外侧可以稍微加重力度；反之，前胸、腹部及四肢内侧则应采用轻柔的手法。

● 实施按摩的一方应根据具体的按摩部位而选择适当的体位，要既有利于发挥手法的作用，又使被按摩者感到舒适。比如，给患肩周炎的家人按摩时，可让被按摩者坐在椅子上或坐在床边，实施按摩的一方站在其有病的一侧。

● 在按摩时，要注意用力的方向。所谓方向，就是手法是向心还是离心，是顺时针还是逆时针，是向左还是向右。这些都应有明确的概念，假如方向颠倒，不但起不到治疗作用，反而有可能使病情加重（图 2-6）。

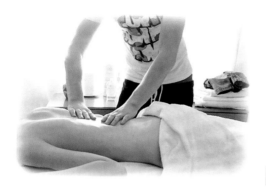

图 2-6　按摩的力度要恰当适中

2.4 不适宜进行家人互助按摩的情况

有以下情况时，不适宜进行家人互助按摩：

● 身体某一部位有开放性的软组织损伤，不宜进行按摩。

● 患有某些感染性的病症，如骨结核、丹毒、骨髓炎、化脓性关节炎等，不宜进行按摩。

● 患有某些传染病，如肝炎、肺结核等，不宜进行按摩。

● 患有各种出血性疾病，如便血、尿血、外伤性出血等，不宜进行按摩。

● 局部皮肤有病变，如烫伤、溃疡、皮炎等，不宜进行按摩。

● 患有肿瘤或骨折早期、瘫痪初期，不宜进行按摩。

● 孕妇的腰部、腹部、臀部，不宜进行按摩。

● 女性的月经期，不宜进行按摩。

● 年老体弱、久病体虚、过度疲劳、过饥过饱、醉酒之后、严重心脏病及病情危重者，不宜进行按摩。

3

一学就会
——家人互助按摩的简单手法

3.1 指推法

用拇指、食指或中指的指端、螺纹面或偏锋着力于一定的受术部位，沉肩、垂肘、悬腕，通过腕部的摆动和拇指关节的屈伸活动，使产生的力持续地作用于经络穴位上（图3-1）。注意用力须均匀，由轻到重，动作应和缓而具有连贯性。

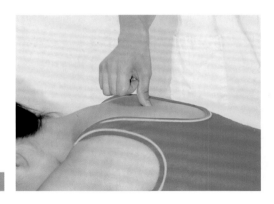

图 3-1 指推法

3.2 掌推法

以掌根着力于按摩的部位，指间关节伸直，腕关节略背伸，以肩关节为支点，上臂部主动施力，通过肘、前臂、腕一线协同用力，使掌根部向前做单方向直线推动（图3-2）。注意用力均匀持续，运动速度要缓慢适中，着力部位要紧贴按摩部位。

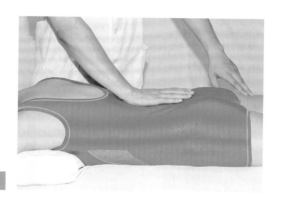

图3-2 掌推法

3.3 分推法

用双手从按摩部位中部开始，分别向相反方向推开，称为分推法（图3-3）。根据按摩部位不同，又可分为拇指分推、掌分推等。注意用力均匀持续，着力部位要紧贴按摩部位。

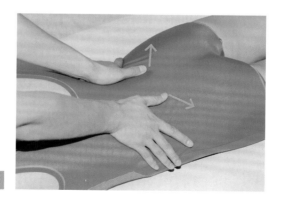

图3-3 分推法

3.4 滚法

以手背靠近小指侧的部分或小指、无名指、中指的掌指关节为着力点，通过前臂的旋转摆动，连同腕关节做屈伸的连续动作，使产生的力持续作用于一定按摩部位或穴位上（图3-4）。注意掌背要紧贴体表，不能拖动、辗动或跳动，压力、频率和摆动幅度要均匀，动作要协调而有节律，压力平稳，动作协调，节奏均匀。

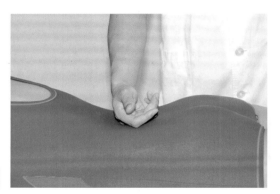

图 3-4 滚法

3.5 掌摩法

即以手掌面吸附于一定部位或穴位上，做有节律的抚摩，常用于腹部、腰背部、四肢部（图3-5）。注意要腕关节放松，手掌自然伸直，附着于一定的部

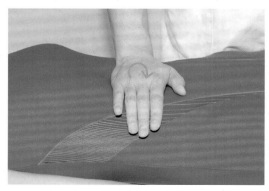

图 3-5 掌摩法

位或穴位上，用力平稳、均匀、自然，以轻柔为主。

3.6 指揉法

以手指指端或指腹为着力点进行按揉，多用于头面、胸腹、颈项及关节凹陷和全身穴位（图3-6）。注意腕部要放松，手指自然伸开，勿用力，前臂发力，以腕关节连同前臂一起，带动吸定部位的组织一起做回旋运动。

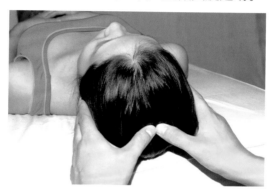

图 3-6　指揉法

3.7 掌揉法

以全掌或掌根为着力点进行按揉，多用于背部、腹部、臀部、四肢部（图3-7）。注意肘关节自然伸直或微屈，前臂发力，以腕关节连同前臂一起，带动

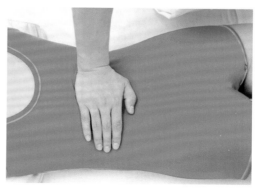

图 3-7　掌揉法

吸定部位的组织一起做回旋运动，着力部位一定要吸定。

3.8 搓法

以双手掌面挟住一定部位，相对用力做快速前后交替运动，并同时做上下往返移动的手法（图3-8）。注意前后运动要快，上下运动要慢，且要有足够的压力，往返均要用力。

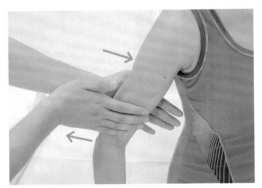

图 3-8　搓法

3.9 掌擦法

即以全掌着力摩擦，多用于胸腹部、腰骶部和四肢（图3-9）。注意应沿直线运动，着力部分要紧贴皮肤，但不要过于用力，可使用润滑油等，用力要稳，

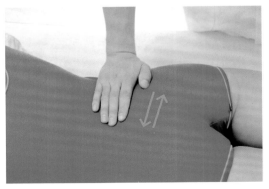

图 3-9　掌擦法

动作要均匀连续。

3.10 鱼际擦法

以手部的大鱼际或小鱼际着力摩擦，多用于面部、肩背部及四肢部（图3-10）。注意着力部分要紧贴皮肤，用力要稳，动作要均匀连续，但不要过于用力，也可使用润滑油等。

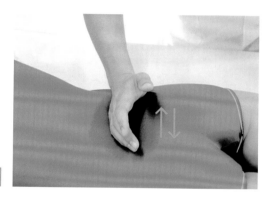

图 3-10 鱼际擦法

3.11 指按法

握拳，拇指伸直或屈曲，以拇指指尖或偏锋按压某个部位（图3-11）。注意用力平稳，由轻到重，逐渐加力，不可使用暴力，不可突然加压或减压。

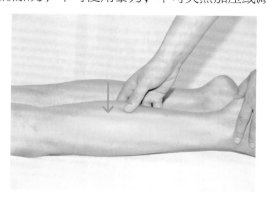

图 3-11 指按法

3.12 掌按法

沉肩，肘关节微屈，以掌根按压某个部位（图3-12）。注意要用力平稳，由轻到重，逐渐加力，不可使用暴力，不可突然加压或减压，着力部位要紧贴体表，不可移动。操作时往往要借用上身的力量。

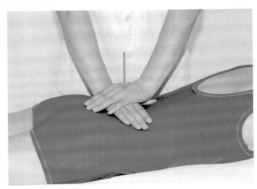

图 3-12　掌按法

3.13 拿法

拇指与其余四指对合呈钳形，施以夹力，以掌指关节的屈伸运动一紧一松地提拿一定的穴位或部位。因按摩部位不同，可与其他手法联合使用，如拿捏等（图3-13）。注意要以指掌侧用力，前臂静止发力，动作和缓而具有连贯性，用力由轻到重，再由重到轻，反复操作。

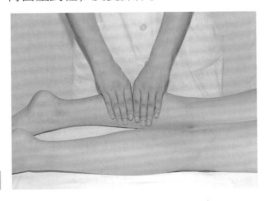

图 3-13　拿法

3.14 捏脊法

　　双手食指、中指屈曲，双手食指桡侧面与拇指指腹相对，或拇指指腹与食、中指指腹相对，提捏起脊柱两侧皮肤，自尾骶向上边推边捏边放，直到大椎穴（颈后平肩的骨突部位）（图 3-14）。注意要用力适中，不可拧转，双手交替连续直线前进。

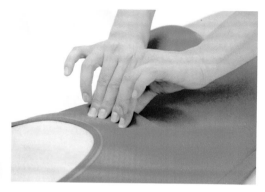

图 3-14　捏脊法

3.15 抖法

　　以手紧握住患者肢体远端，在一定的持续拉力下做快速连续不断的小幅度抖动。根据抖动部位不同，可分为抖上肢、抖下肢等（图 3-15）。注意抖动时肢体要处于一定的牵拉力下，抖动幅度不宜过大，频率要快，抖动应从肢体远端传向近端。

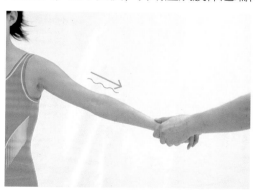

图 3-15　抖法

4

手到病除
——常见病症的家人互助按摩手法

4.1 感冒

感冒是极为常见的疾病，各种导致全身或呼吸道局部防御功能降低的原因，如受凉、淋雨、气候变化、过度疲劳等，都可使原已存在于上呼吸道的或从外界侵入的病毒或细菌迅速繁殖，从而诱发本病。主要表现为鼻咽部症状，如喷嚏、鼻塞、流清水样鼻涕，也可表现为咳嗽、咽干、咽痒或灼热感，甚至鼻后滴漏感。

中医认为，感冒主要是感受了以风邪为主的外邪所致，故俗称"伤风"。按摩可以清热、疏风、解表，特别适合感冒。

方法❶ 按揉风池穴

<u>取穴方法</u> 风池穴位于颈部耳后发际下两条大筋外缘的陷窝中，相当于耳垂齐平（图4-1）。

<u>体位</u> 让对方趴在床上或坐在椅子上。

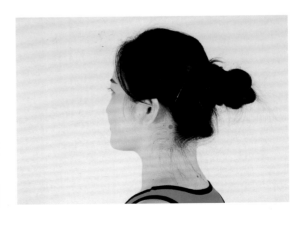

图4-1 风池穴

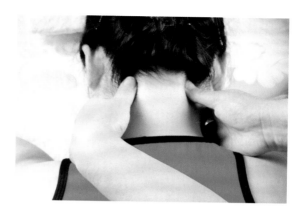

手法　用两手拇指以稍重的力度按揉风池穴，先顺时针按揉 100 次，再逆时针按揉 100 次，以对方稍感局部酸胀为好（图 4-2）。

图 4-2　按揉风池穴

方法 ❷　按揉太阳穴

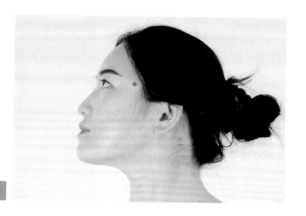

取穴方法　太阳穴位于头部侧面的颞部，眉外梢和外眼角之间向后一横指的凹陷部位，快接近发际处（图 4-3）。

图 4-3　太阳穴

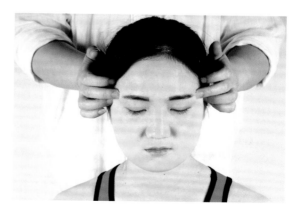

体位　让对方坐在椅子上或躺在床上。

手法　用两手中指尖以稍重的力度按揉双侧太阳穴，共 100 次（图 4-4）。

图 4-4　按揉太阳穴

方法 ❸ 掐压按揉合谷穴

<u>取穴方法</u>　合谷穴位于手背第一、二掌骨之间，约第二掌骨中点，即虎口处，即把拇、食指合拢，大拇指与食指之间会有一稍微隆起的部位，隆起部位的正中央即是本穴（图 4-5）。

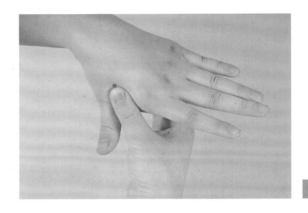

图 4-5　合谷穴

<u>体位</u>　让对方坐在椅子上或躺在床上。

<u>手法</u>　用右（左）手拇指指尖放在左（右）手的合谷穴上，适当用力掐压，同时按揉，共 100 次（图 4-6）。

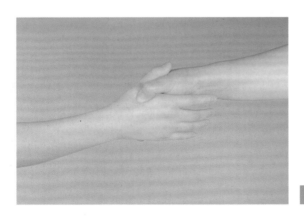

图 4-6　掐压按揉合谷穴

方法❹ 按揉迎香穴

取穴方法　迎香穴位于鼻翼最凸处旁开0.5 ~ 1厘米的鼻唇沟中（图4-7）。

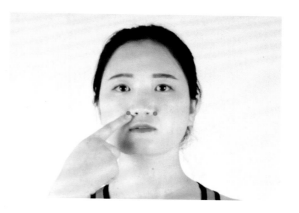

图4-7　迎香穴

体位　让对方坐在椅子上或躺在床上。

手法　用两手食指或中指指尖以一定的力度按揉双侧迎香穴，共100次（图4-8）。

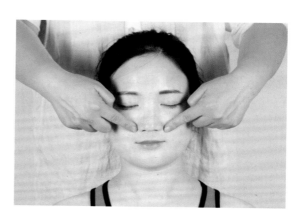

图4-8　按揉迎香穴

提示
（1）以上手法可以帮助清热散风，按揉的穴位是防治感冒的主穴，非常有效。
（2）平时经常给家人按摩，可以预防感冒；如已得了感冒，也可以治疗。按摩后会觉得头部很轻松，鼻塞也会明显减轻。

4.2 感冒发热

感冒时大部分人都会发热，多是由于感染病毒或细菌的毒素进入人体引起的。

中医认为，这是身体抵御寒邪、努力使寒邪外散的正常抗病反应。

按摩可以祛风解表，清头明目，散风清热，对消除发热十分有效。

方法 ❶ 推揉孔最穴

<u>取穴方法</u> 孔最穴位于前臂内侧，在太渊穴与尺泽穴连线的上4/9处（图4-9）。

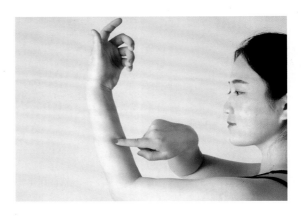

图4-9 孔最穴

<u>体位</u> 让对方坐在椅子上。

<u>手法</u> 用拇指指端和其余四指指面相对，推揉对方的孔最穴，共50次（图4-10）。

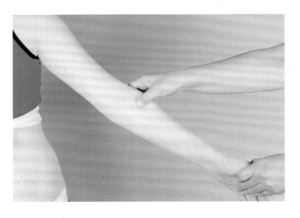

图4-10 推揉孔最穴

方法 ❷ 按揉合谷穴

取穴方法 合谷穴位于手背第一、二掌骨之间，约第二掌骨中点，即虎口处，即把拇、食指合拢，大拇指与食指之间会有一稍微隆起的部位，隆起部位的正中央即是本穴（图4-11）。

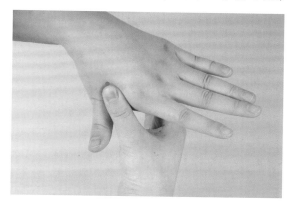

图 4-11 合谷穴

体位 让对方坐在椅子上。

手法 用拇指指关节横纹对准虎口边，拇指端与其余四指相对，交替按揉两侧的合谷穴，各50次（图4-12）。

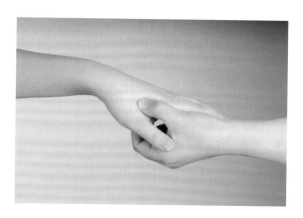

图 4-12 按揉合谷穴

提示

（1）可在推揉完孔最穴后，接着再按揉合谷穴，对治疗感冒后的高热无汗非常有效。

（2）掐压按揉以上两个穴位时，对方的局部会有放射性酸、胀、麻的感觉。

4.3 感冒鼻塞

感冒时，鼻黏膜受炎症刺激而发生肿胀，并有炎症渗出，从而造成鼻腔阻塞。

中医认为，感冒鼻塞是风寒或风热之邪乘虚外袭皮毛，内犯于肺，则肺失宣肃，风寒或风热邪毒壅遏鼻窍而为病。

按摩可以祛风解表，通利空窍，十分有利于缓解鼻塞，并加快感冒的恢复。

方法 ❶　点揉大椎穴

<u>取穴方法</u>　正坐低头，大椎穴位于颈部下端、第七颈椎棘突下凹陷处。若突起骨不太明显，可让对方活动颈部，不动的骨节为第一胸椎，约与肩平齐（图 4-13）。

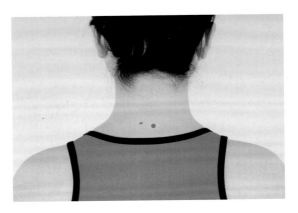

图 4-13　大椎穴

<u>体位</u>　让对方趴在床上。

<u>手法</u>　用右手拇指指尖按在大椎穴上，先顺时针方向点揉 30 次，再逆时针方向点揉 30 次（图 4-14）。

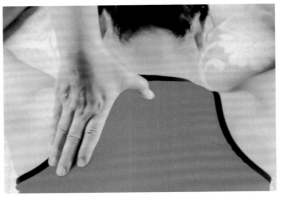

图 4-14　点揉大椎穴

方法 ❷　推揉风池穴

<u>取穴方法</u>　风池穴位于颈部耳后发际下两条大筋外缘的陷窝中，相当于耳垂齐平（图4-15）。

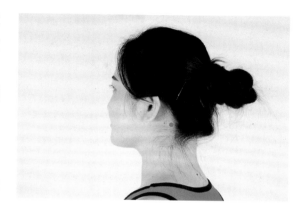

图 4-15　风池穴

<u>体位</u>　让对方趴在床上或坐在椅子上。

<u>手法</u>　用两手拇指以稍重的力度推揉风池穴，顺时针和逆时针各30次（图4-16）。

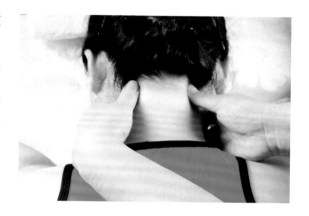

图 4-16　推揉风池穴

方法 ❸　点按膏肓穴

<u>取穴方法</u>　膏肓穴位于人体的背部，在第四胸椎棘突下，左右旁开约10厘米，肩胛骨内侧，按压时会有疼的感觉（图4-17）。

图 4-17　膏肓穴

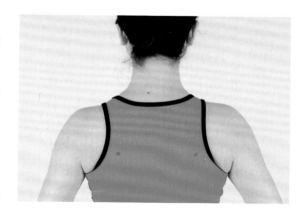

体位 让对方坐在椅子上。

手法 用双手拇指点按两侧膏肓穴，共5分钟（图4-18）。

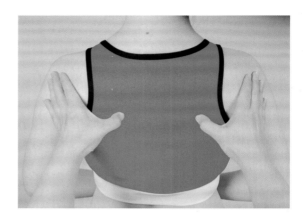

图4-18 点按膏肓穴

方法❹ 摩擦攒竹和迎香穴

取穴方法 攒竹穴位于面部眉毛内侧边缘凹陷处（图4-19）；迎香穴位于鼻翼最凸处旁开0.5～1厘米的鼻唇沟中（图4-19）。

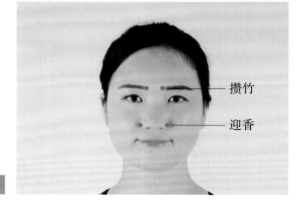

攒竹
迎香

图4-19 攒竹和迎香穴

体位 让对方坐在椅子上。

手法 用两手中指指腹上下摩擦鼻两侧，由攒竹至迎香穴擦鼻，共2分钟（图4-20），然后再在迎香穴上稍

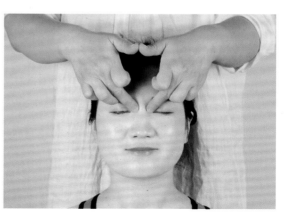

图4-20 摩擦攒竹穴

用力按揉5分钟（图4-21）。

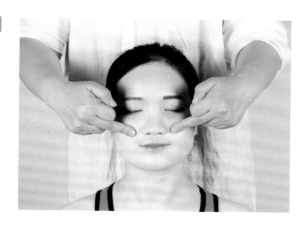

图 4-21　按揉迎香穴

方法 ⑤　按揉素髎穴

　　取穴方法　素髎穴在人体的面部，位于鼻尖的正中央（图4-22）。

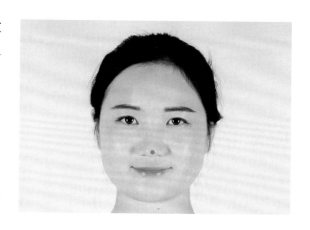

图 4-22　素髎穴

　　体位　让对方坐在椅子上。

　　手法　用中指指端按揉鼻部素髎穴，共5分钟（图4-23）。

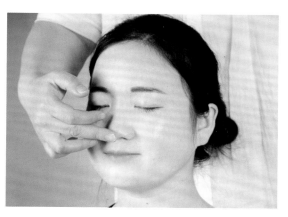

图 4-23　按揉素髎穴

提示
（1）按摩时要达到被按者局部有酸胀的感觉，效果最好。
（2）可随时随地帮助家人按摩，每日可多做几次。

4.4 慢性咽炎

慢性咽炎是咽部的慢性炎症，主要表现为咽部不适，如干燥、刺痛、瘙痒、异物感等，讲话过多、情绪波动或天气变化时症状常常会加重。

中医认为，本病是因脏腑之阴阳气血津液失调，咽喉失养，气血痰浊郁滞所致。

按摩能疏经通络，活血化瘀，消炎散肿，对慢性咽炎的效果十分理想。

方法❶ 按压廉泉穴

取穴方法 廉泉穴位于颈部的当前正中线上，喉结上方，舌骨上缘凹陷处（即下巴顶端再往里2厘米）（图4-24）。

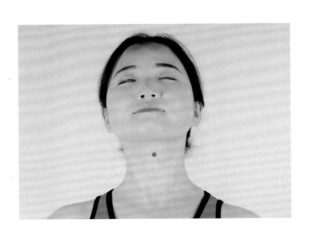

图4-24 廉泉穴

体位 让对方坐在椅子上。

手法 与对方面对面坐在椅子上，用拇指指面按压廉泉穴，共100次（图4-25）。

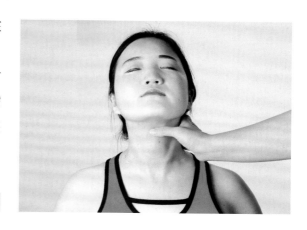

图4-25 按压廉泉穴

方法 ❷ 按压人迎穴

取穴方法 人迎穴位于喉结两侧旁开2厘米处（图4-26）。

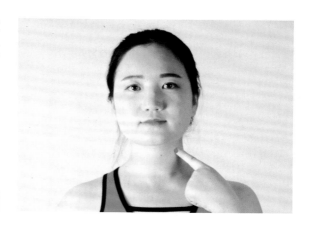

图4-26 人迎穴

体位 让对方坐在椅子上或躺在床上。

手法 用食指与拇指同时按压两侧人迎穴，共100次，以局部有酸胀感为佳（图4-27）。

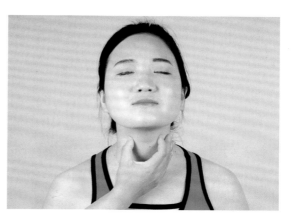

图4-27 按压人迎穴

方法 ❸ **拿捏大鱼际、少商和合谷穴**

取穴方法 大鱼际就是手掌内大拇指根部肌肉丰实处（图4-28）；少商穴位于大拇指外侧距指甲角3毫米处（图4-29）；合谷穴位于手背第一、二掌骨之间，约第二掌骨中点，即虎口处，即把拇、食指合拢，大拇指与食指之间会有一稍微隆起的部位，隆起部位的正中央即是（图4-30）。

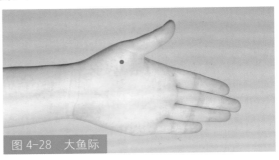

图 4-28　大鱼际

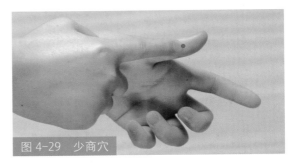

图 4-29　少商穴

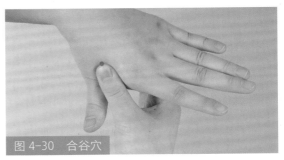

图 4-30　合谷穴

体位 让对方坐在椅子上。

手法 用拇指和食指、中指对合，用力揉捏大鱼际30次（图4-31）；然后用拇指和

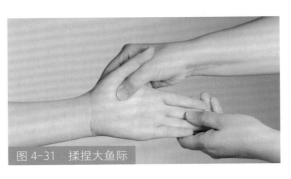

图 4-31　揉捏大鱼际

食指对合，拿捏少商穴 30 次（图 4-32）；再用拇指和食指对合，用力揉捏合谷穴 30 次（图 4-33）。

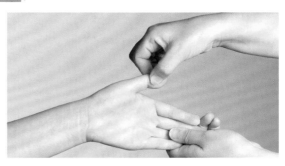

图 4-32　拿捏少商穴

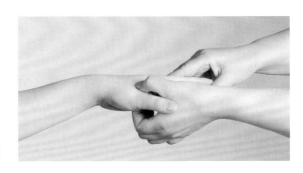

图 4-33　揉捏合谷穴

方法❹　掌揉太阳穴

取穴方法　太阳穴位于头部侧面的颞部，眉外梢和外眼角之间向后一横指的凹陷处，快接近发际（图 4-34）。

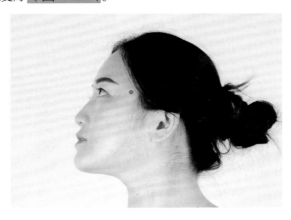

图 4-34　太阳穴

体位　让对方坐在椅子上。

手法　站在对方身后，用双手大鱼际稍用力按揉其太阳穴，共50次（图4-35）。

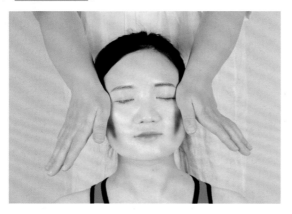

图 4-35　掌揉太阳穴

提示

（1）以上 4 个方法应依次按摩，每天进行 1 遍，效果很好。

（2）按摩时，手法要轻柔舒缓，以对方感觉局部酸胀为佳。

4.5　牙疼

牙疼是最常见的症状之一。很多牙病能引起牙痛，常见的有龋齿、急性牙髓炎、慢性牙髓炎、牙周炎、牙龈炎等。此外，某些神经系统疾病，如三叉神经痛、周围性面神经炎等，或身体的某些慢性疾病，如高血压病患者牙髓充血、糖尿病患者牙髓血管发炎坏死等，都可引起牙痛。

中医认为，牙疼可分虚实两种，实火牙疼比较剧烈，不敢吃热东西，牙龈红肿明显；虚火疼痛不太明显，隐隐作痛，但持续时间比较长，牙龈红肿不太明显。

牙疼有时十分痛苦，按摩几个特殊穴位，可起到很好的缓解作用。

方法 ❶ 按压合谷穴

<u>取穴方法</u> 合谷穴位于手背第一、二掌骨之间，约第二掌骨中点，即虎口处，即把拇、食指合拢，大拇指与食指之间会有一稍微隆起的部位，隆起部位的正中央即是本穴（图4-36）。

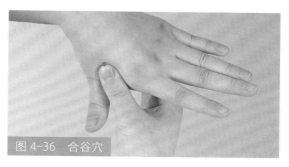

图 4-36 合谷穴

<u>体位</u> 让对方坐在椅子上或躺在床上。

<u>手法</u> 用拇指指尖按压合谷穴，由轻渐重，按压2分钟（图4-37）。

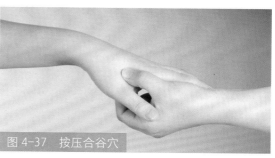

图 4-37 按压合谷穴

方法 ❷ 按压颊车穴

<u>取穴方法</u> 颊车穴位于颌骨边角向鼻子斜方向约1厘米处。当咀嚼时咬肌隆起，按之凹陷处就是本穴（图4-38）。

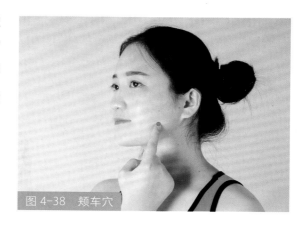

图 4-38 颊车穴

<u>体位</u> 让对方坐在椅子上。

<u>手法</u> 站在对方身后，用双手拇指放于同侧颊车穴，由轻渐重，按

压 2 分钟（图 4-39）。

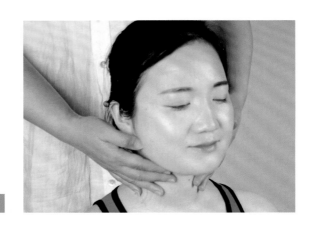

图 4-39　按压颊车穴

提示

（1）以上按摩方法可以起到明显的解痉止痛、活血消肿的作用。

（2）每天坚持为家人按摩 3 ～ 5 次，牙疼症状可以得到明显缓解。

4.6 头痛

　　引起头痛的原因很多，常见的头痛大致可分成 3 类：一是因为头颈部肌肉的收缩所造成，这是所有的头痛中最常见的一种，往往因工作压力或家庭压力增加而变得更厉害；也可能因为走路或睡觉姿势不正确，或是埋首工作太久而引起。二是偏头痛，是因为头部血管的收缩而引起，一般不会持续很久，有时会因压力的突然增加或消失而发作，如进到一个陌生的环境，或是繁重的工作结束准备去度假时发作。三是头部、眼睛、耳朵，甚至牙齿疾病所引起的头痛，比较少见，不同的疾病也会伴随着不同的症状。

　　中医认为，头痛多因起居不慎、风寒湿热等外邪上犯于头，清阳之气受阻，气血不畅，阻遏络道而发；情志郁怒、长期精神紧张忧郁，肝气郁结，肝失疏泄，也可引起头痛；先天禀赋不足或劳欲伤肾，阴精耗损，或年老气血衰败，或久病不愈，产后、失血之后，气血不能上营于脑，髓海不充，也可致头痛；另外，饮食不节，暴饮暴食，劳伤脾胃，以致脾阳不振，聚而痰湿内生，清窍为痰湿所蒙，可致脑失清阳、脉络失养，也是头痛常见的原因。

按摩能起到较好的缓解头痛的作用，适用于感冒、中暑、神经性或睡眠不足等非器质性病理变化所引发的头痛。

方法 ❶ 挤捏后颈突两边肌肉（阿是穴）

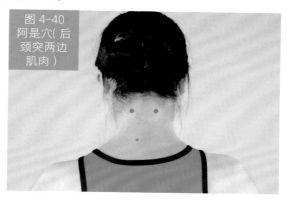

图 4-40 阿是穴（后颈突两边肌肉）

取穴方法 阿是穴就是后颈突两边肌肉处疼痛最厉害的点或局部（图 4-40）。

体位 让对方坐在椅子上。

手法 用拇指和其他四指对合用力，挤捏后颈突两边肌肉（阿是穴），边按摩边让对方做头部缓慢的前屈后伸运动，共 100 次（图 4-41）。

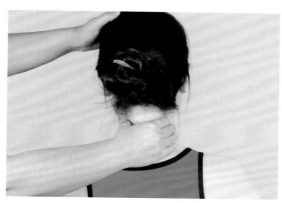

图 4-41 挤捏后颈突两边肌肉（阿是穴）

方法 ❷ 揉按尺泽穴

<u>取穴方法</u> 尺泽穴位于手臂肘部，取穴时先将手臂上举，在手臂内侧中央处有粗腱，腱的外侧即是本穴（或在肘横纹中的肱二头肌桡侧凹陷处）（图 4-42）。

<u>体位</u> 让对方坐在椅子上。

<u>手法</u> 用拇指和其他四指对合，用力揉按尺泽穴及其附近的压痛点，以按压尺泽穴及附近不痛为度，直至头不痛或明显缓解为止（图 4-43）。

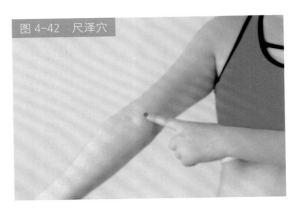

图 4-42 尺泽穴

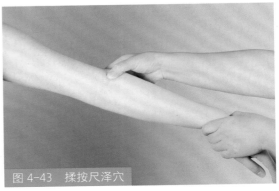

图 4-43 揉按尺泽穴

方法 ❸ 按摩天柱穴

<u>取穴方法</u> 天柱穴位于后发际正中直上 1.5 厘米再旁开约 2 厘米处（图 4-44）。

<u>体位</u> 让对方坐在椅子上。

<u>手法</u> 用两手拇指分别按住两侧天柱穴，

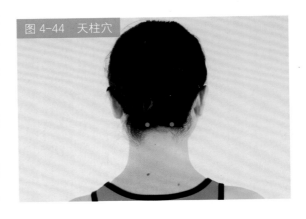

图 4-44 天柱穴

先让对方头部向左稍倾，呼气并数"1、2"，渐渐用力，数"3"时强按双侧穴位，吸气并数"4、5、6"，身体放松，头部恢复正位，然后让对方头部向右稍倾，同样方法再按双侧穴位（图 4-45 ）。

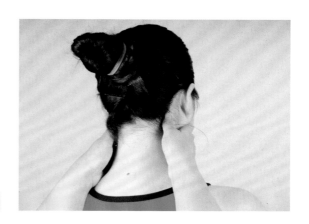

图 4-45　按摩天柱穴

方法❹ 点按太冲穴

取穴方法　太冲穴位于足背侧，在第一、二跖骨交点的凹陷处，即足背第一、二趾缝上 6.5 厘米的凹陷中（图 4-46 ）。

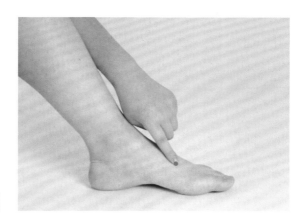

图 4-46　太冲穴

体位　让对方坐在椅子上。

<u>手法</u> 让对方左脚搭在椅子上，然后用右手中指垂直按住太冲穴，渐渐用力持续3分钟（**图4-47**）。再换右脚，同法点按。

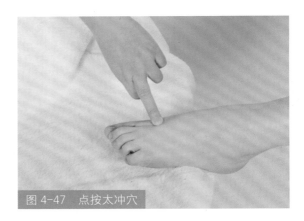

图4-47 点按太冲穴

提示

（1）若在头痛（包括全头痛和偏头痛）突然发作时，立刻请家人帮助按摩，多数人可起到立竿见影的效果。

（2）经常头痛的人，若坚持让家人每周按摩3～5次，能有效预防头痛的发生。

4.7 晕车

    一般常说的晕车是指乘坐汽车、轮船、飞机时，经受振动、摇晃的刺激，人体内耳迷路不能很好地适应和调节机体的平衡，使交感神经兴奋性增强，导致神经功能紊乱，从而引起眩晕、呕吐等症状。

    中医认为，晕车与髓海失聪、督脉空虚有关，多发生于小孩，因为小孩形气未充，等脑部发育正常后一般会自然痊愈。成年人晕车一般与休息不充分、食物吃得过多或长期不接触这些快速运动工具、适应能力差有关。

    按摩可以宁心安神、宣痹解郁、宽胸理气、降逆止呕，对晕车可收立竿见影之效。

方法 ❶ 按压内关穴

<u>取穴方法</u> 内关穴位于腕横纹上6.5厘米处，在两筋正中间（图 4-48）。

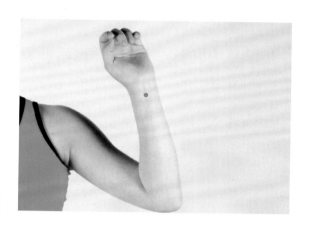

图 4-48 内关穴

<u>体位</u> 让对方坐在椅子上。

<u>手法</u> 用大拇指稍用力按压内关穴，共 1 ～ 5 分钟。是治晕车最常用、最有效的方法（图 4-49）。

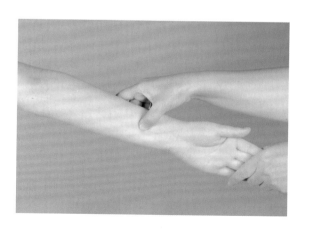

图 4-49 按压内关穴

方法 ② **按压合谷穴**

<u>取穴方法</u>　合谷穴位于手背第一、二掌骨之间，约第二掌骨中点，即虎口处，即把拇、食指合拢，大拇指与食指之间会有一稍微隆起的部位，隆起部位的正中央即是本穴（图4-50）。

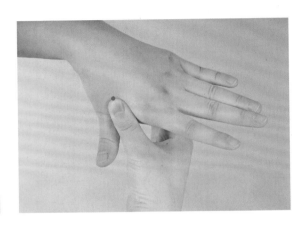

图4-50　合谷穴

<u>体位</u>　让对方坐在椅子上或坐在床上。

<u>手法</u>　用大拇指稍用力按压合谷穴5分钟。有非常好的缓解头晕及恶心、呕吐的作用（图4-51）。

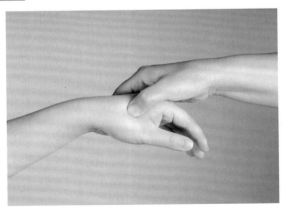

图4-51　按压合谷穴

方法 ❸ 按压足三里穴

<u>取穴方法</u> 足三里穴位于小腿前外侧，髌骨下缘的下方 6.5 厘米，胫骨前缘旁开一横指处（图 4-52）。

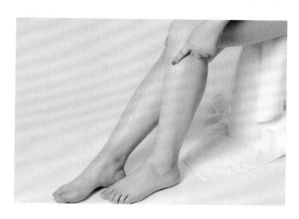

图 4-52 足三里穴

<u>体位</u> 让对方坐在椅子上，正坐屈膝。

<u>手法</u> 用大拇指稍用力按压足三里穴，共 3 分钟（图 4-53）。

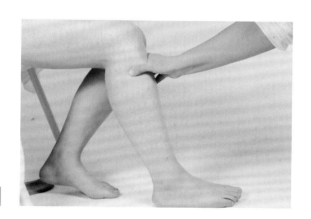

图 4-53 按压足三里穴

提示

（1）按压时须考虑对方的耐受程度，当对方感觉到有明显酸胀感时就可停止。

（2）取穴不用太精细，在大概的那个部位按摩就行。

（3）在家人开始有晕车的表现时，就可以为其进行按摩。

4.8 失眠

失眠是指种种原因造成的入睡困难、睡眠深度过浅或频度过短、早醒及睡眠时间不足或质量差等，原因主要有环境、躯体、精神、情绪等因素。

中医认为，失眠的原因主要为脏腑机能紊乱及内在因素所致，如体弱、忧虑、抑郁等，有时也与饮食有关。

按摩可以镇静安神、交通心肾、平肝潜阳，有效缓解失眠。

方法 ❶ 按摩印堂和太阳穴

取穴方法　印堂穴位于额部，在两眉头之中间（图4-54）；太阳穴位于头部侧面的颞部，眉外梢和外眼角之间向后一横指的凹陷处，快接近发际（图4-55）。

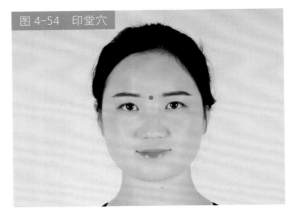

图 4-54　印堂穴

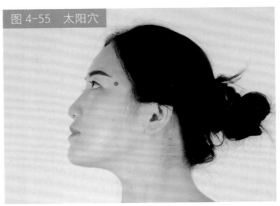

图 4-55　太阳穴

体位　让对方坐在椅子上。

手法 用右手中指指腹稍用力按摩印堂穴，共30次（图4-56）；再用双手中指指尖点按太阳穴，共30次（图4-57）。

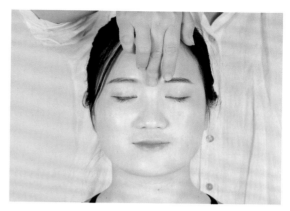

图 4-56　按摩印堂穴

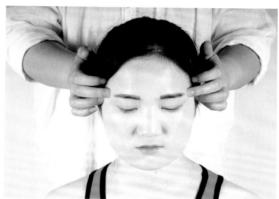

图 4-57　点按太阳穴

方法② 按摩耳部

以双手拇指和食指沿着耳廓自上而下按摩30次，再揉双侧耳垂30次，至局部发红为度（图4-58）。

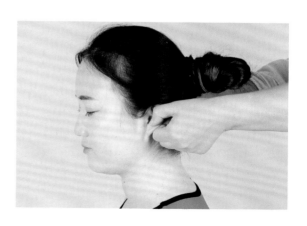

图 4-58　按摩耳部

方法 ❸ 按摩安眠穴

<u>取穴方法</u>　安眠穴位于颈部，在翳风穴（乳突前下方与耳垂之间的凹陷中）与风池穴（耳后发际下两条大筋外缘的陷窝中，相当于耳垂齐平）连线的中点（图4-59）。

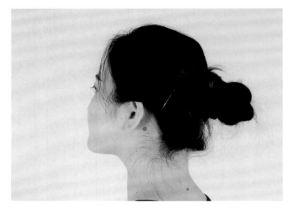

图 4-59　安眠穴

<u>体位</u>　让对方坐在椅子上。

<u>手法</u>　以双手食指按摩安眠穴，共 30 次（图 4-60），拿捏颈项 30 次，以颈部有压迫感为度（图 4-61）。

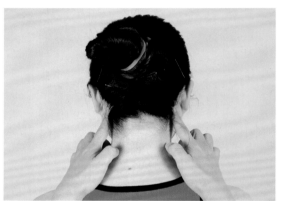

图 4-60　按摩安眠穴

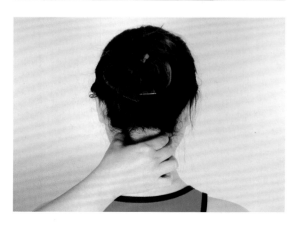

图 4-61　拿捏颈项

方法❹ 按揉涌泉穴

<u>取穴方法</u> 涌泉穴位于足底部，卷足时足前部凹陷处，约在足底第二、三趾趾缝纹头端与足跟连线的前 1/3 与后 2/3 交点上（图 4-62）。

<u>体位</u> 让对方躺在床上或坐在床上。

<u>手法</u> 晚上家人用热水洗脚过后，以拇指按揉涌泉穴，共 100 次（图 4-63）。

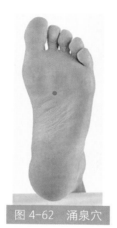 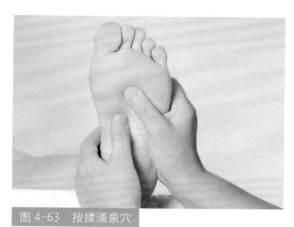

图 4-62 涌泉穴 图 4-63 按揉涌泉穴

方法❺ 揉按足三里和三阴交穴，掐按内关、神门穴和睛明穴

<u>取穴方法</u> 足三里穴位于小腿前外侧，髌骨下缘的下方 6.5 厘米，胫骨前缘旁开一横指处（图 4-64）；三阴交穴位于小腿内侧，在足内踝尖上 10 厘米外，胫骨内侧缘后方（图

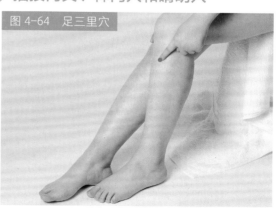

图 4-64 足三里穴

4-65）；内关穴位于腕
横纹上 6.5 厘米处，在
两筋正中间（图 4-66）；
神门穴位于腕横纹内侧
凹陷处（图 4-66）；睛
明穴位于面部，目内眦
角稍上方凹陷处，即鼻
根部紧挨两眼内眦处
（图 4-67）。

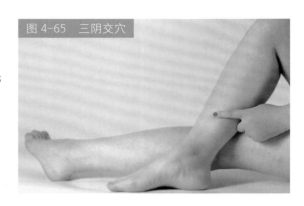
图 4-65　三阴交穴

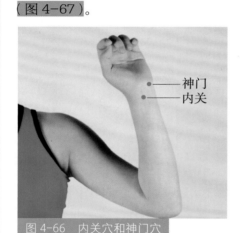
神门
内关
图 4-66　内关穴和神门穴

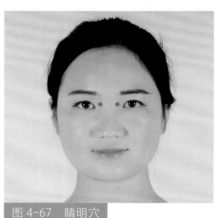
图 4-67　睛明穴

体位　让对方坐在椅子上或躺在床上。

手法　每晚在家人
临睡前，先用拇指按揉
足三里穴和三阴交穴，
每穴 1 分钟（图 4-68）；
再掐按内关、神门穴各
1 分钟（图 4-69）；然
后用双手掌根部揉擦背

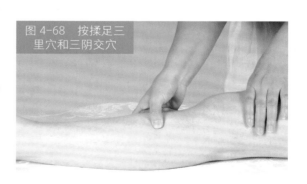
图 4-68　按揉足三
里穴和三阴交穴

部，以有热感为宜；最后让对方闭目养神，不生杂念，用双手拇指按揉双侧睛明穴，连续按揉 3 分钟（图 4-70），即可产生睡意。

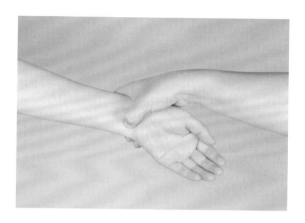

图 4-69　掐按
内关穴和神门穴

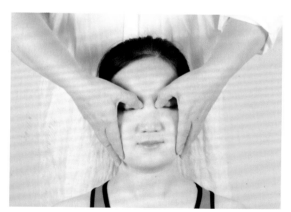

图 4-70　按揉睛明穴

提示

（1）用以上手法治疗失眠，可起到镇静安神、放松身体、舒缓紧张情绪的良好作用。

（2）切忌用叩砸、提弹等容易引起精神兴奋的手法。

4.9 呃逆

呃逆俗称打嗝，西医称为膈肌痉挛，多因饭后感受寒凉或进食急促等原因所引起。

中医认为，本病多由邪气积滞，暴怒气逆或用药不当，进食生冷或饮食过快，使胃膈之气失去肃降，逆而上冲所致。

值得提醒的是，如果病情危重的人出现顽固性呃逆，常常提示预后不良，所以对顽固性呃逆一定要找医生及时诊治。

对于偶然发作的单纯性呃逆，按摩具有解痉降逆的明显功效。

方法 ❶ 按压攒竹穴

<u>取穴方法</u> 攒竹穴位于面部眉毛内侧边缘凹陷处（图4-71）。

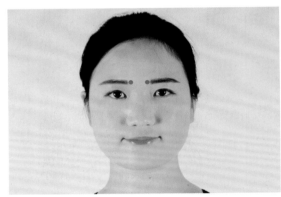

图4-71 攒竹穴

<u>体位</u> 让对方坐在椅子上。

<u>手法</u> 用双手拇指指腹轻轻按压攒竹穴，共1分钟（图4-72）。

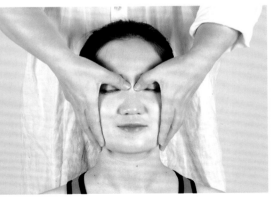

图4-72 按压攒竹穴

方法❷ 按揉缺盆穴

<u>取穴方法</u> 缺盆穴位于锁骨上窝中央，距前正中线约13厘米（图4-73）。

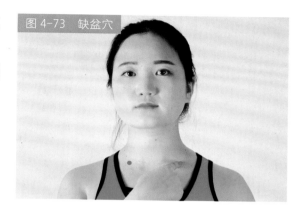

图 4-73 缺盆穴

<u>体位</u> 让对方坐在椅子上或坐在床上。

<u>手法</u> 用食指指端按揉缺盆穴，以局部酸胀为度，约3分钟（图4-74）。

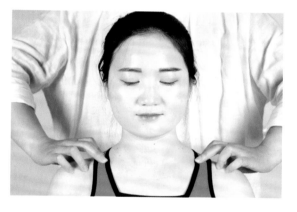

图 4-74 按揉缺盆穴

方法❸ 按揉膻中、足三里和内关穴

<u>取穴方法</u> 膻中穴位于胸部的前正中线上，两乳头连线的中点（图4-75）；足三里穴位于小腿前外侧，髌骨下缘的下方6.5厘米，胫骨前缘旁开一横指处（图4-76）；内关穴位

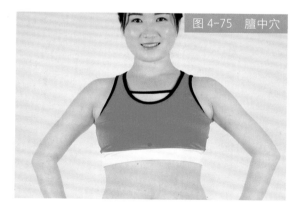

图 4-75 膻中穴

于腕横纹上 6.5 厘米，在两筋正中间（图 4-77）。

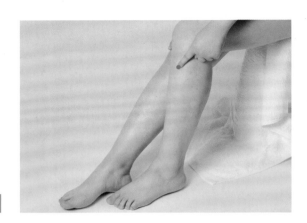

图 4-76　足三里穴

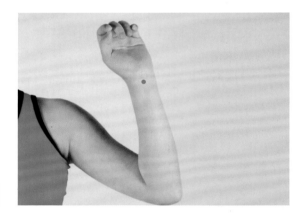

图 4-77　内关穴

<u>体位</u>　让对方坐在椅子上。

<u>手法</u>　用中指稍用力按揉膻中穴，约 1 分钟（图 4-78）；再用拇指用力按揉足三里穴，

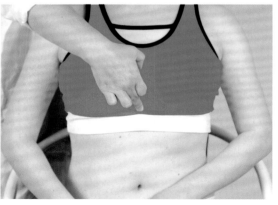

图 4-78　按揉膻中穴

约1分钟（图4-79）；然后用拇指点揉内关穴，约1分钟（图4-80）。

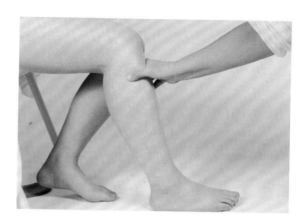

图4-79　按揉足三里穴

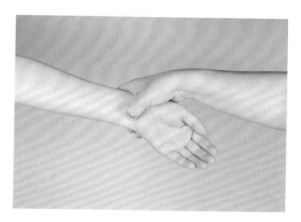

图4-80　点揉内关穴

提示

（1）按摩时应稍用力，以对方稍有酸胀痛感而不感觉疼痛难忍为度。

（2）一般2～5分钟即可起效，止嗝后可继续按摩3～5分钟。

（3）呃逆严重时，可每天为家人按摩2～3次。

4.10 恶心和呕吐

呕吐是胃内容物反入食管、经口吐出的一种反射动作，可分为三个阶段，即恶心、干呕和呕吐，但有些呕吐可无恶心或干呕的先兆。呕吐可将咽入胃内的有害物质吐出，是身体的一种防御反射，有一定的保护作用，但大多数并非由此引起，且频繁而剧烈的呕吐可引起脱水、电解质紊乱等并发症。

中医认为，恶心、呕吐主要是由于胃失和降、胃气上逆所致。

对一般性的恶心、呕吐，按摩可以开胸顺气，疏肝利胆，降逆止呕，具有很好的防止作用。

方法 ❶　指压巨阙穴

取穴方法　巨阙穴位于上腹部的前正中线上，在脐中上20厘米处（图4-81）。

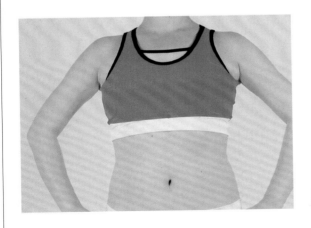

图 4-81　巨阙穴

体位　让对方坐在椅子上。

手法　用中指指尖反复指压巨阙穴，约2分钟（图4-82）。

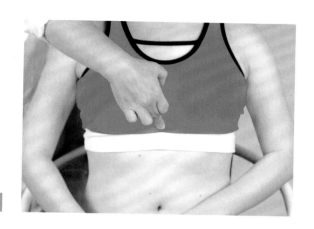

图 4-82　指压巨阙穴

方法 ❷　揉按厉兑穴

<u>取穴方法</u>　厉兑穴位于脚第二趾外侧，趾甲角旁约 0.3 厘米处（图 4-83）。

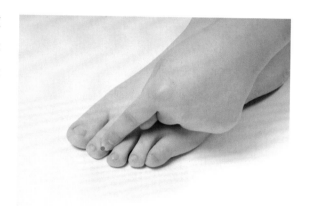

图 4-83　厉兑穴

<u>体位</u>　让对方坐在椅子上或坐在床上。

<u>手法</u>　用拇指和食指相对用力，分别揉按两脚的厉兑穴，每侧约 2 分钟（图 4-84）。

图 4-84　揉按厉兑穴

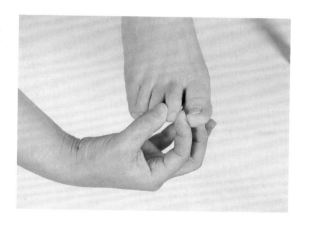

方法 ❸ 按压胃俞穴

<u>取穴方法</u> 胃俞穴位于背部中央稍下方，脊柱（第12胸椎）两侧旁开5厘米处（图4-85）。

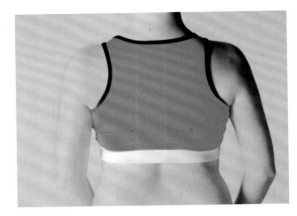

图 4-85　胃俞穴

<u>体位</u> 让对方坐在椅子上。

<u>手法</u> 用双手拇指用力按压两侧胃俞穴，约3分钟（图4-86）。

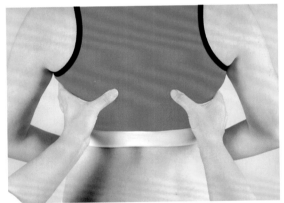

图 4-86　按压胃俞穴

方法 ❹ 指压天枢穴

<u>取穴方法</u> 天枢穴位于腹中部，距离肚脐两侧6.5厘米处（图4-87）。

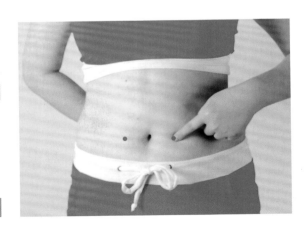

图 4-87　天枢穴

体位 让对方躺在床上。

手法 用双手拇指稍用力指压天枢穴，达到腹部脂肪凹陷的程度，约3分钟（图4-88）。

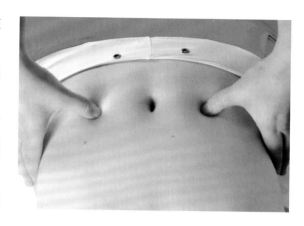

图 4-88　指压天枢穴

方法 ⑤　按压足三里穴

取穴方法 足三里穴位于小腿前外侧，髌骨下缘的下方6.5厘米，胫骨前缘旁开一横指处（图4-89）。

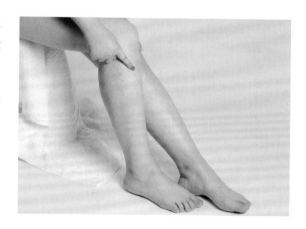

图 4-89　足三里穴

体位 让对方躺在床上。

手法 用拇指分别按压左右足三里穴，各3分钟（图4-90）。

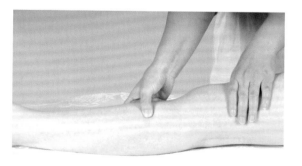

图 4-90　按压足三里穴

方法 ⑥　**按压百会穴**

　　<u>取穴方法</u>　百会穴位于连接两耳之间直线与眉间中心的直线的交点，即头顶处（图4-91）。

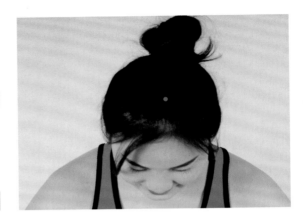

图 4-91　百会穴

　　<u>体位</u>　让对方躺在床上。

　　<u>手法</u>　用左手固定住对方头部，右手拇指缓慢稍用力按压百会穴，共 3 分钟（图4-92）。

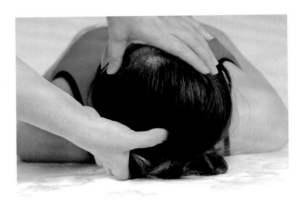

图 4-92　按压百会穴

提示

（1）按摩各穴位时，均应稍用力，但以对方感到局部酸胀而不感觉疼痛难忍为度。

（2）一般经以上手法按摩后，恶心和呕吐会明显缓解。如缓解不明显，可10 分钟后重复一遍。

4.11 便秘

便秘虽然不是一种严重疾病，但还是会给患者带来很大困扰甚至严重危害。长期便秘可以引起很多疾病的发生，如痔疮、肛裂、结肠癌等，更严重的是，还可能诱发心绞痛、心肌梗死、脑出血等。不少人还可导致皮肤暗沉和痤疮。

中医认为，饮食入胃，经过脾胃运化，吸收其精华之后，所剩糟粕由大肠传送而出，即为大便。如大肠传导功能失常，粪便在肠内停留时间过长，粪质干燥或坚硬，即可形成便秘之病。多数人的便秘原因往往是生活习惯不好，除了调整饮食外，平时可定期进行按摩。

按摩能帮助刺激肠胃蠕动，促进消化腺分泌，对消除便秘十分有用。

方法 ❶ 按揉天枢穴

取穴方法　天枢穴位于腹中部，距离肚脐两侧6.5厘米处（图4-93）。

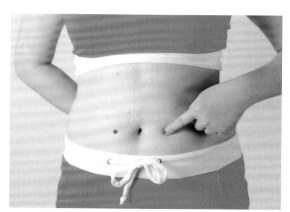

图 4-93　天枢穴

体位　让对方躺在床上。

手法　用食指、中指和环指并拢，中指指腹放在天枢穴上，中指适当用力，顺时针按揉，约2分钟（图4-94）。

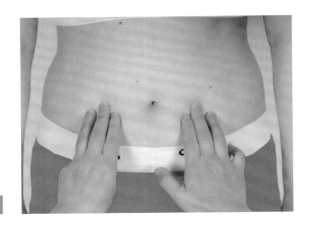

图 4-94　按揉天枢穴

方法 ❷　掌揉中脘穴

取穴方法　中脘穴位于上腹部的前正中线上，当脐中上 13 厘米处（图 4-95）。

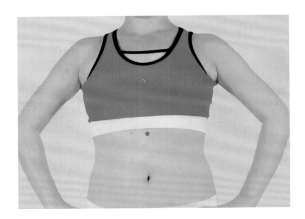

图 4-95　中脘穴

体位　让对方躺在床上。

手法　左手的掌心紧贴于中脘穴上，将右手掌心重叠在左手背上，适当用力揉按，约3分钟（图 4-96）。

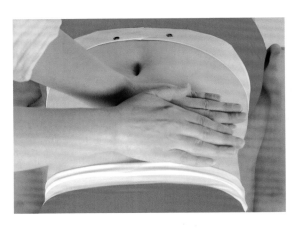

图 4-96　掌揉中脘穴

方法❸ 点揉关元穴

取穴方法 关元穴位于下腹部的前正中线上，当脐中下10厘米（图4-97）。

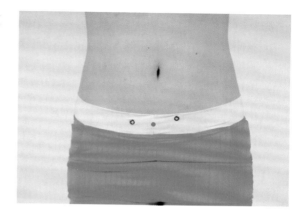

图4-97 关元穴

体位 让对方躺在床上。

手法 用中指指腹放在关元穴上，适当用力点揉，约3分钟（图4-98）。

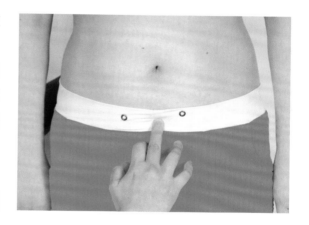

图4-98 点揉关元穴

方法❹ 按揉肾俞穴

取穴方法 肾俞穴位于背部，在第二腰椎棘突下旁开5厘米处（图4-99）。

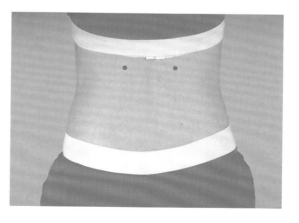

图4-99 肾俞穴

体位 让对方坐在椅子上。

手法 两手拇指按于两侧肾俞穴上，适当用力按揉，约 3 分钟（图 4-100）。

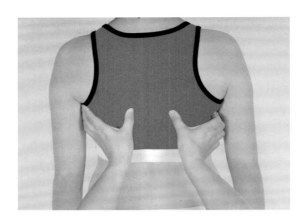

图 4-100　按揉肾俞穴

方法❺　按揉合谷穴

取穴方法 合谷穴位于手背第一、二掌骨之间，约第二掌骨中点，即虎口处，即把拇、食指合拢，大拇指与食指之间会有一稍微隆起的部位，隆起部位的正中央即是本穴（图 4-101）。

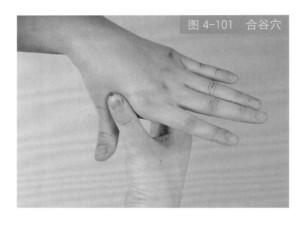

图 4-101　合谷穴

体位 让对方坐在椅子上。

手法 用拇指指腹按住合谷穴，轻轻揉按，以酸胀感明显为宜，每侧 3 分钟（图 4-102）。

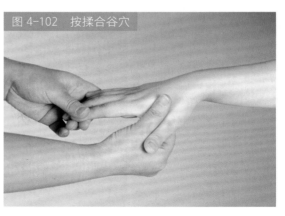

图 4-102　按揉合谷穴

方法 ❻　按揉足三里穴

<u>取穴方法</u>　足三里穴位于小腿前外侧，髌骨下缘的下方 6.5 厘米，胫骨前缘旁开一横指处（图 4-103）。

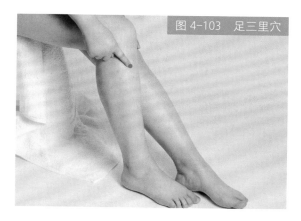

图 4-103　足三里穴

<u>体位</u>　让对方坐在椅子上。

<u>手法</u>　用拇指指腹按在足三里穴上，适当用力按揉，约 3 分钟，以感觉酸胀为度（图 4-104）。

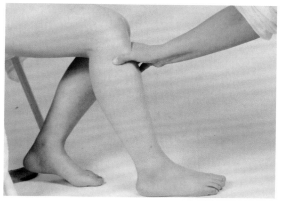

图 4-104　按揉足三里穴

方法 ❼　按揉三阴交穴

<u>取穴方法</u>　三阴交穴位于小腿内侧，在足内踝尖上 10 厘米，胫骨内侧缘后方（图 4-105）。

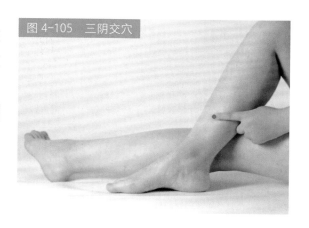

图 4-105　三阴交穴

体位　让对方坐在床上或椅子上，两膝关节自然伸直。

手法　用拇指指腹按于同侧的三阴交穴上，适当用力按揉 1 分钟，以感觉以酸胀明显为度（图 4-106）。

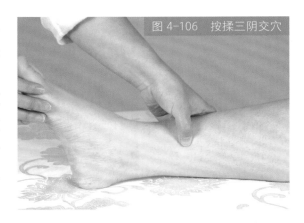

图 4-106　按揉三阴交穴

> **提示**
>
> （1）按摩前要排除其他疾病引起的便秘，尤其注意便秘是否为肠梗阻、肠粘连、腹部肿瘤等疾病引起，如果是，则不属于家人互助按摩的范围，须请专科医生诊治。
>
> （2）以上的按摩手法能帮助家人调理肠胃功能，锻炼腹肌张力，增强体质，尤其适于慢性便秘的人。但必须坚持 7 ~ 10 天，早晚各按摩一遍，才会收到理想效果。

4.12　慢性腹泻

腹泻是一个常见的症状，是指排便次数增多，大便稀薄，甚至一泻出如水样。腹泻超过 2 个月的，称为慢性腹泻，常由肠道炎症、肿瘤、用药不当、情绪波动及导致消化吸收障碍的一些疾病等因素引起。往往反复发作，久治不愈，可伴有腹胀、腹痛、食欲不振等症状。轻者每日大便数次，重者可每日 10 余次，并混有黏液或脓血。

中医认为，腹泻发生与外感邪气、情志因素、饮食不节及禀赋不足等因素有关，所以工作压力大、生活起居失度、饮食无规律及久病体弱之人容易罹患此病。

按摩可以清热消积，和胃降逆，从而有效控制腹泻。

方法 ❶　按揉中脘和天枢穴

取穴方法　中脘穴位于上腹部的前正中线上，当脐中上 13 厘米处（图 4-107）；

天枢穴位腹中部，距离肚脐两侧 6.5 厘米处（图 4-107）。

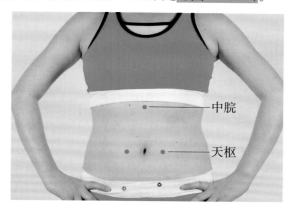

中脘

天枢

图 4-107　中脘和天枢穴

体位　让对方躺在床上。

手法　先用手掌对中脘穴做逆时针方向的揉按，约 3 分钟（图 4-108）；然后再用中指按揉天枢穴，共 3 分钟（图 4-109）。

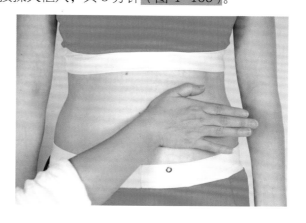

图 4-108　掌揉中脘穴

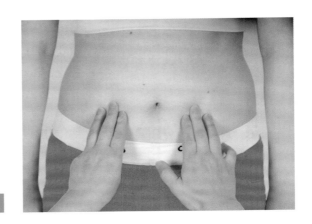

图 4-109　指揉天枢穴

方法 ❷　指揉足三里穴

　　<u>取穴方法</u>　足三里穴位于小腿前外侧，髌骨下缘的下方6.5厘米，胫骨前缘旁开一横指处（图 4-110）。

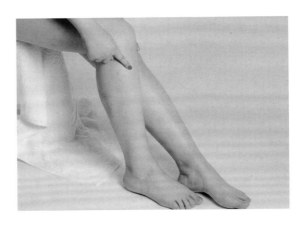

图 4-110　足三里穴

　　<u>体位</u>　让对方坐在椅子上。

　　<u>手法</u>　用拇指用力揉按双侧足三里穴，各3分钟（图 4-111）。

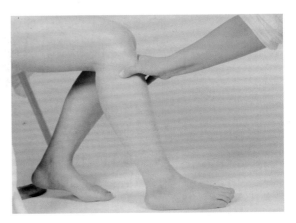

图 4-111　指揉足三里穴

提示

（1）如果是感染性腹泻或长期腹泻而疗效不佳者，应及时去医院诊治。

（2）只能按顺时针方向按摩，切勿逆时针方向按摩。

（3）按摩时，以对方有热感透入腹内为好。

（4）以上手法具有增加肠蠕动功能的效果，所以不宜在家人过分饥饿或饱餐的情况下进行。

（5）刚开始几天可能效果不明显，但只要坚持下去，7～10天后均可见效。坚持每天为家人做1次，一般30天后可完全达到自行正常排便的效果。

4.13 腹胀

腹胀是临床上常见的消化系统症状，可见于胃肠道疾病，如消化不良等。

中医认为，腹胀多由脾胃虚弱或肝胃气滞导致气机升降失常、浊气上逆所致。

按摩穴位，可以调整气机升降，降上逆之浊气，促进大肠蠕动，从而解除腹胀。

方法 ❶ 掌揉中脘穴

取穴方法 中脘穴位于上腹部的前正中线上，当脐中上13厘米处（图4-112）。

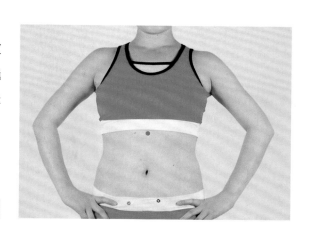

图4-112 中脘穴

体位 让对方躺在床上。

手法 左手的掌心紧贴于中脘穴上，将右手掌心重叠在左手背上，适当用力揉按，约3分钟（图4-113）。

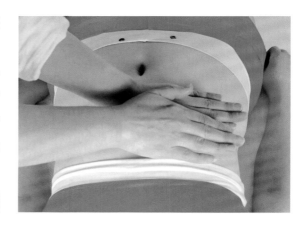

图4-113 掌揉中脘穴

方法❷ 按压天枢穴

取穴方法 天枢穴位于腹中部，距离肚脐两侧6.5厘米处（图4-114）。

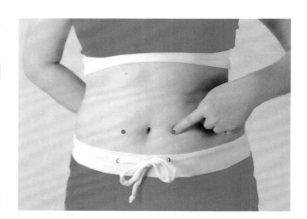

图4-114 天枢穴

体位 让对方躺在床上。

手法 用双手拇指的指腹按压天枢穴，或在天枢穴处旋转，按压20次左右，力量适中（图4-115）。

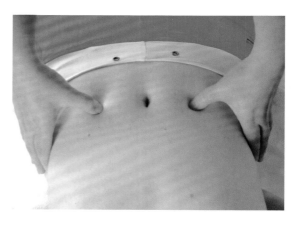

图4-115 按压天枢穴

方法❸ 捏拿合谷穴

取穴方法 合谷穴位于手背第一、二掌骨之间，约第二掌骨中点，即虎口处，即把拇、食指合拢，大拇指与食指之间会有一稍微隆起的部位，隆起部位的正中央即是本穴（图4-116）。

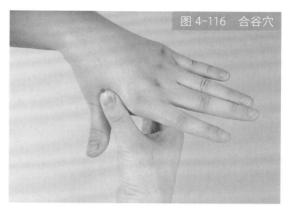

图 4-116 合谷穴

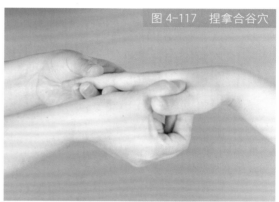

图 4-117 捏拿合谷穴

体位 让对方坐在椅子上。

手法 用拇指和食指对合，捏紧合谷穴，用力捏拿50次（图4-117）。

方法❹ 提拿肩井穴

取穴方法 肩井穴位于人体的肩上，大椎穴与肩峰连线中点，肩部最高处，即乳头正上方与肩线交接处（图4-118）。

图 4-118 肩井穴

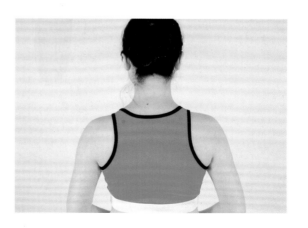

体位 让对方坐在椅子上。

手法 用双手提拿双侧肩井穴，共 50 次（图 4-119）。

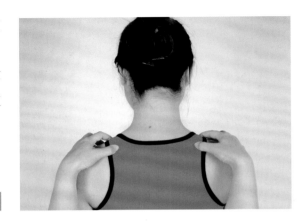

图 4-119 提拿肩井穴

方法❺ **掐揉足三里和太冲穴**

取穴方法 足三里穴位于小腿前外侧，髌骨下缘的下方 6.5 厘米，胫骨前缘旁开一横指处（图 4-120）；太冲穴位于足背侧，在第一、二跖骨交点的凹陷处（图4-121）。

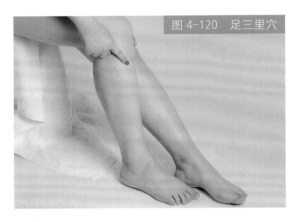

图 4-120 足三里穴

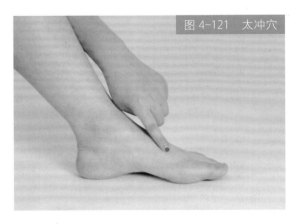

图 4-121 太冲穴

<u>体位</u>　让对方坐在椅子上。

<u>手法</u>　用拇指掐揉足三里穴，每侧约 3 分钟（图 4-122）；再用拇指掐揉太冲穴，每侧约 3 分钟（图 4-123）。

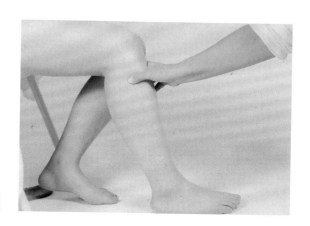

图 4-122　掐揉足三里穴

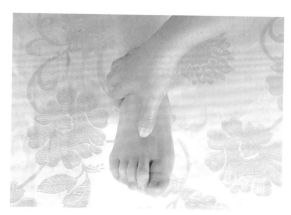

图 4-123　掐揉太冲穴

提 示

（1）按摩宜在晚上临睡前进行，按摩的力量可稍重些。

（2）以上手法可促进胃肠蠕动，增进血液循环，利于食物的消化吸收，从而非常有利于消除腹胀。

4.14 高血压

高血压病又称原发性高血压，是中老年人的常见病、多发病。引起高血压的具体病因不明，多数与年龄增加、食盐较多、肥胖、家族遗传、环境与职业影响等有关。

中医认为，高血压是因长期情志抑郁、内伤虚损、精神过度紧张以及饮食劳倦、饮酒过度而导致肝肾阴阳失衡，不能保持相对平衡而造成，同时又与年龄、起居等因素密切有关。

高血压病人平时除注意情绪调节和按医嘱药物治疗外，家人互助按摩是一种很好的辅助防治措施。按摩可调节大脑皮层功能，改善脑内血液循环，使微血管扩张，血压降低，防止动脉硬化，还可有效地防止药物的不良反应。对于轻度高血压病人，不少人仅用按摩的方法即可将血压控制在正常水平。

方法 ❶ 按揉涌泉穴

<u>取穴方法</u>　涌泉穴位于足底部，卷足时足前部凹陷处，约当足底二、三趾趾缝纹头端与足跟连线的前 1/3 与后 2/3 交点上（图 4-124）。

<u>体位</u>　让对方躺在床上。

<u>手法</u>　用拇指指腹用力按揉涌泉穴，每侧各 100 次（图 4-125）。

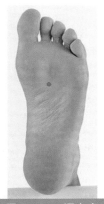
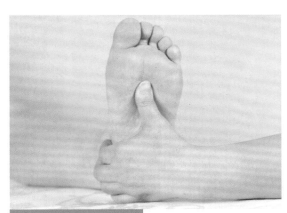

图 4-124　涌泉穴　　图 4-125　按揉涌泉穴

方法 ❷　按揉阴陵泉穴

<u>取穴方法</u>　阴陵泉穴位于膝盖内下侧，胫骨内侧突起的下缘凹陷中（图4-126）。

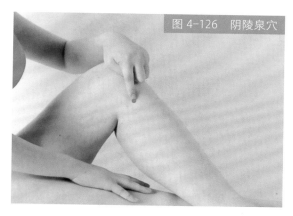

图 4-126　阴陵泉穴

<u>体位</u>　让对方坐在椅子上。

<u>手法</u>　用拇指按顺时针方向按揉阴陵泉穴约2分钟，然后逆时针方向按揉阴陵泉穴约2分钟，以局部感到酸胀为佳（图4-127）。

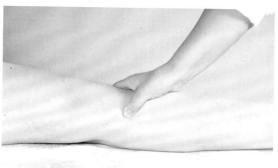

图 4-127　按揉阴陵泉穴

方法 ❸　按揉曲池穴

<u>取穴方法</u>　屈曲肘关节，在肘横纹外侧端终点处即是曲池穴（图4-128）。

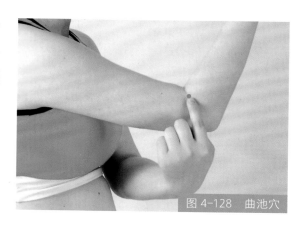

图 4-128　曲池穴

体位 让对方坐在椅子上。

手法 用拇指顺时针方向按揉曲池穴 2 分钟，然后逆时针方向按揉 2 分钟，左右手交替，以对方感到局部酸胀为佳（图 4-129）。

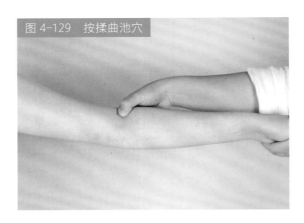
图 4-129　按揉曲池穴

方法❹ 指按三阴交穴

取穴方法 三阴交穴位于小腿内侧，在足内踝尖上 10 厘米，胫骨内侧缘后方（图 4-130）。

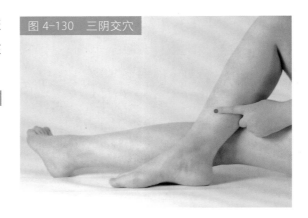
图 4-130　三阴交穴

体位 让对方坐在床上或椅子上。

手法 用拇指指端着力，顺时针方向按揉三阴交穴约 2 分钟，然后逆时针方向按揉 2 分钟，以局部有酸胀感为佳（图 4-131）。

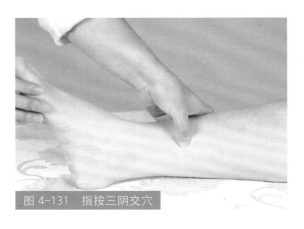
图 4-131　指按三阴交穴

方法 ⑤ **揉捏风池穴**

<u>取穴方法</u> 风池穴位于颈部耳后发际下两条大筋外缘的陷窝中，相当于耳垂齐平（ 图4-132 ）。

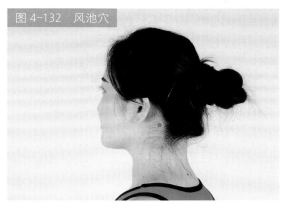
图 4-132 风池穴

<u>体位</u> 让对方坐在椅子上。

<u>手法</u> 用拇指和食指分别置于两侧风池穴处，揉捏 2 分钟（ 图4-133 ）。

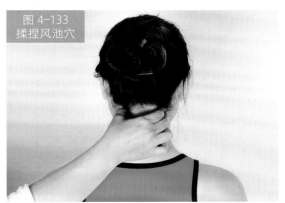
图 4-133 揉捏风池穴

方法 ⑥ **按揉百会穴**

<u>取穴方法</u> 百会穴位于连接两耳之间直线与眉间中心的直线的交点，即头顶处（ 图4-134 ）。

<u>体位</u> 让对方趴在床上。

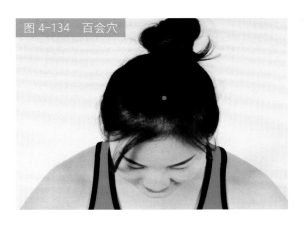
图 4-134 百会穴

手法 用拇指按在百会穴上，先顺时针方向按揉1分钟，然后逆时针方向按揉1分钟，以酸胀感向头部四周放散为度（图4-135）。

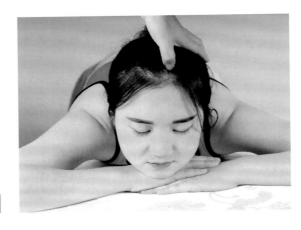

图4-135　按揉百会穴

方法 7　按揉太冲穴

取穴方法 太冲穴位于足背侧，在第一、二跖骨交点的凹陷处，即足背第一、二趾缝上6.5厘米的凹陷中（图4-136）。

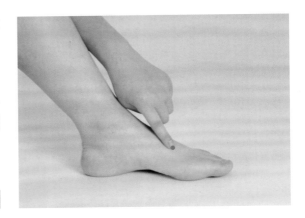

图4-136　太冲穴

体位 让对方坐在床上或椅子上。

手法 用拇指按在太冲穴上，先顺时针方向按揉2分钟，再逆时针方向按揉2分钟（图4-137）。

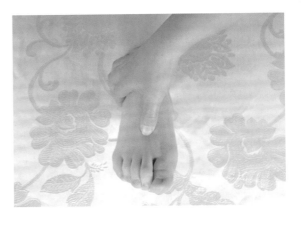

图4-137　按揉太冲穴

方法 ❽ 点揉太溪穴

<u>取穴方法</u> 太溪穴位于足内侧，内踝正后方，内踝尖与跟腱之间的凹陷处（图 4-138）。

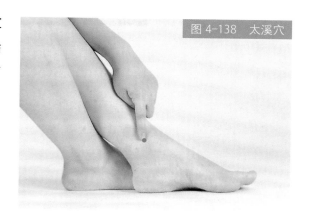

图 4-138 太溪穴

<u>体位</u> 让对方趴在床上。

<u>手法</u> 用拇指点揉太溪穴，约 1 分钟，然后再顺时针方向按揉 1 分钟，逆时针方向按揉 1 分钟（图 4-139）。

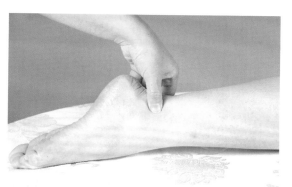

图 4-139 点揉太溪穴

提示

（1）以上手法只要交替运用，持之以恒地坚持下去，一般 1 ~ 2 个月后都会收到很好的防治高血压的效果。

（2）中、重度高血压病人在进行按摩的同时，应定期到医院去咨询医生和监测血压。

4.15 落枕

落枕是一种常见病，常常是入睡前并无任何症状，次日晨起后却感到颈背部明显酸痛，颈部活动受限，不能自由旋转。引起落枕的原因有睡眠时头颈姿势不当，或枕头垫得过高、软硬不当、高低不平，或颈部受风着凉。

中医认为，落枕是由于患者的颈项部发生扭伤或受到风寒湿邪的侵袭，使局部气血凝滞、经脉痹阻所致。

按摩可以解除痉挛，利气止痛，有效减轻落枕的疼痛。

方法 ❶ **揉捏压痛点（阿是穴）**

取穴方法 阿是穴就是颈部疼痛处的压痛点（多在胸锁乳突肌、斜方肌等处）（图4-140）。

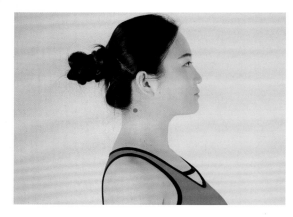

图 4-140 阿是穴（即颈部疼痛处的压痛点，多在胸锁乳突肌、斜方肌等处）

体位 让对方坐在椅子上。

手法 在颈部找到压痛点（阿是穴）后，用拇指和其他四指相对，由轻到重揉捏，约5分钟。可左右手交替进行（图4-141）。

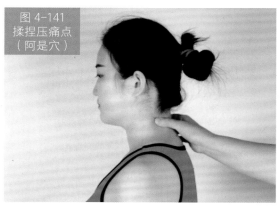

图 4-141 揉捏压痛点（阿是穴）

方法 ② 拿捏风池和肩井穴

<u>取穴方法</u> 风池穴位于颈部耳后发际下两条大筋外缘的陷窝中，相当于耳垂齐平（图4-142）；肩井穴位于人体的肩上，大椎穴与肩峰连线中点，肩部最高处，即乳头正上方与肩线交接处（图4-143）。

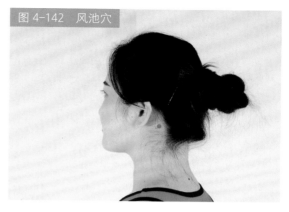

图 4-142　风池穴

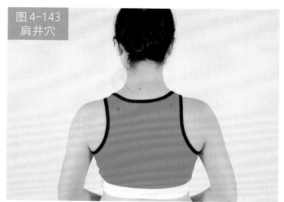

图 4-143
肩井穴

<u>体位</u> 让对方坐在床上或椅子上。

<u>手法</u> 用拇指和食指相对，同时拿捏左右风池穴，约3分钟（图4-144）；再用双手拇指拿捏双侧肩井穴，约3分钟（图4-145）。

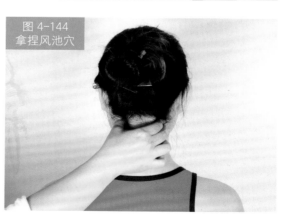

图 4-144
拿捏风池穴

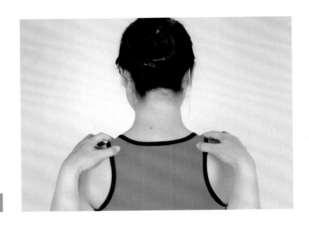

图 4-145　拿捏肩井穴

方法 ❸　点按落枕穴

　　<u>取穴方法</u>　落枕穴位于手背第二、三掌骨间，指掌关节后 1 厘米处（图 4-146）。

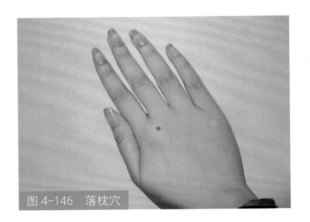

图 4-146　落枕穴

　　<u>体位</u>　让对方坐在床上或椅子上。

　　<u>手法</u>　用拇指和食指相对合，拇指稍用力点按落枕穴，待有酸胀感觉后，再持续 3 分钟（图 4-147）。

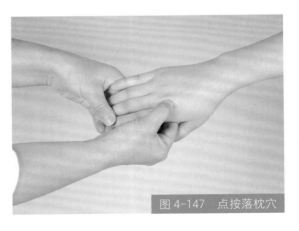

图 4-147　点按落枕穴

提 示

（1）按照以上顺序按摩完成后，最后可再帮助家人进行头颈部前屈、后仰、左右侧偏及旋转等活动，此动作应缓慢进行，且不可用力过猛。

（2）应注意鉴别落枕与早期颈椎病，后者应尽快到医院治疗。

（3）对于反复或短期内出现多次落枕的人，需要多加注意。如果伴随头痛、头晕、手指发麻、手臂痛等，可能是颈椎病变诱发的经常性落枕，需尽早就医检查。

4.16 肩周炎

肩周炎即肩关节周围炎，是由于肩部肌肉、肌腱、滑囊和关节囊等软组织的慢性炎症，造成肩关节内外粘连，引起的肩周围疼痛和活动障碍。

中医认为，本病是由于感受风、寒、湿邪而造成肩关节周围疼痛、活动功能障碍所致，故称为"露肩风"。

按摩可以舒筋通络、行气活血、止痛，治疗肩周炎具有非常满意的效果。

方法 ❶ 推擦上肢和肩部

此为准备手法。让对方端坐在床上或椅子上，以右手全掌着力，从手腕部开始，由肘、肩推抚至颈部，由上肢、肩内侧至外侧、后侧，依次推擦，反复进行30次（图4-148）。

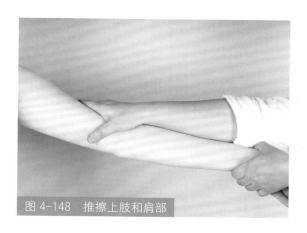

图 4-148　推擦上肢和肩部

方法 ❷ 指揉肩部及上肢

让对方躺在床上或坐在椅子上，用指揉法按摩患侧肩前部及上肢内侧，反复30次，配合患肢外展、外旋活动（图4-149）；然后用一只手握住患肢肘部，另一只手在肩外侧或腋后部进行揉，并让对方做患肢上举、内收等动作（图4-150）；最后用双手帮助爱人患肢做后伸活动（图4-151）。

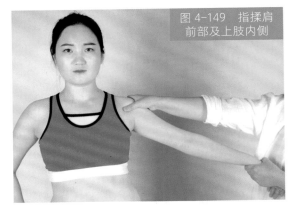
图 4-149 指揉肩前部及上肢内侧

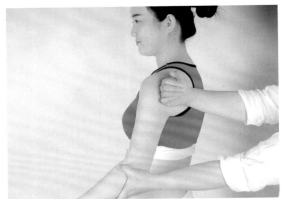
图 4-150 滚揉肩外侧或腋后部

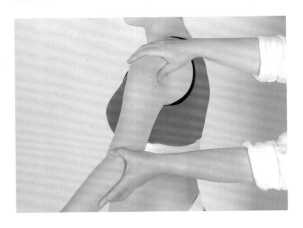
图 4-151 帮助患肢做后伸活动

方法 ❸ **点按合谷、曲池和肩井穴**

<u>取穴方法</u>　合谷穴位于手背第一、二掌骨之间，约第二掌骨中点，即虎口处，即把拇、食指合拢，大拇指与食指之间会有一稍微隆起的部位，隆起部位的正中央即是本穴（图4-152）；曲池穴是在屈曲肘关节时，在肘横纹外侧端终点处（图4-153）；肩井穴位于人体的肩上，大椎穴与肩峰连线中点，肩部最高处，即乳头正上方与肩线交接处（图4-154）。

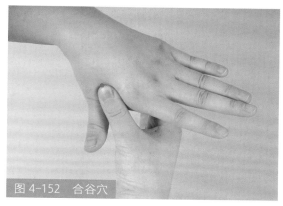

图 4-152　合谷穴

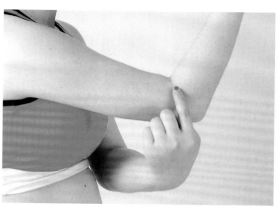

图 4-153　曲池穴

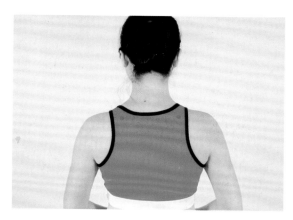

图 4-154　肩井穴

<u>体位</u>　让对方坐在床上或椅子上。

<u>手法</u>　用拇指依次点按合谷穴（图4-155）和曲池穴（图4-156），各3分钟，然后用双手拇指点按双侧肩井穴3分钟（图4-157）。

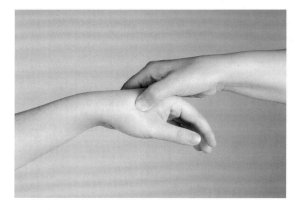

图4-155　点按合谷穴

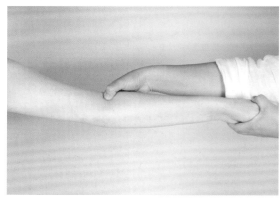

图4-156　点按曲池穴

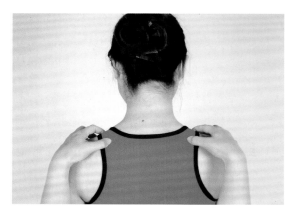

图4-157　点按肩井穴

方法 ④ 环转摇肩

让对方坐在床上或椅子上，站在对方患侧稍后，一只手挟患肩，另一只手握住腕部或托住肘部，以肩关节为轴做环转运动，幅度由小到大。然后，一只手托起前臂，使患侧肘屈曲，前臂内收，患侧手由健肩绕头顶、患肩、面前反复环绕，共 50 次。同时，另一只手拿捏患肩（图 4-158）。

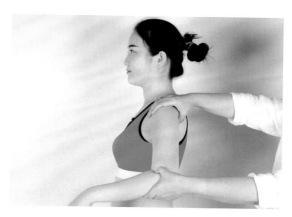

图 4-158　环转摇肩

方法 ⑤ 提抖上肢

让对方坐在床上或椅子上，站在对方患侧肩外侧，双手握住患肢腕部稍上方。将患肢提起，用提抖的方法向斜上牵拉，牵拉时让对方先沉肩屈肘，然后缓缓向斜上方牵拉患肢，活动幅度逐渐增大，手法力量由小到大，注意用力不能过猛，以防止意外发生（图 4-159、图4-160）。

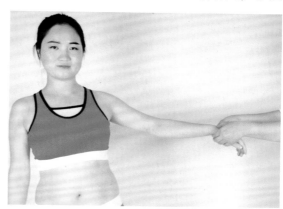

图 4-159　牵拉并提抖患肢

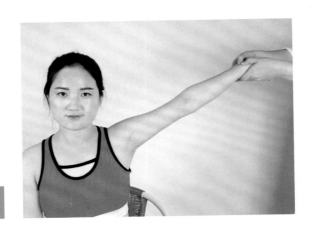

图 4-160　向斜
上方牵拉患肢

提示

（1）肩周炎病人常会感觉肩膀虚冷，因此在给家人按摩之前，从颈部到肩膀，可先用热毛巾热敷一遍，以加强效果。

（2）按摩时，一开始对方可能会感觉疼痛难忍，应让对方坚持，并从舒缓动作开始，逐渐加大力度。一般经过 3 ～ 5 次后，疼痛就会明显减轻。

4.17　颈椎病

　　颈椎病是一种常见病，是由于颈椎内因、外因的变化，使颈椎及其周围的神经、血管发生病理改变，产生颈肩部疼痛，或伴有头痛、肢体麻痹等症状。

　　中医认为，颈椎病多为风寒湿邪乘虚而入与气血相搏，或平日积劳成疾，筋骨劳损，气血瘀结，痰湿内生，脉络脊经不通所致。

　　按摩可以舒筋活血、和络止痛，对颈椎病有较好的效果，往往手法结束，症状即可显著减轻。

方法 ❶ 对按太阳穴

取穴方法 太阳穴位于头部侧面的颞部，眉外梢和外眼角之间向后一横指的凹陷处，快接近发际（图4-161）。

体位 让对方坐在椅子上。

手法 站在对方后面，双手拇指分别放在两侧的太阳穴上，其余四指分开，放在两侧头部，双侧拇指同时用力做对按揉动，共30次（图4-162）。

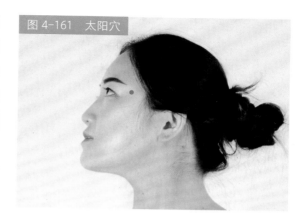

图 4-161 太阳穴

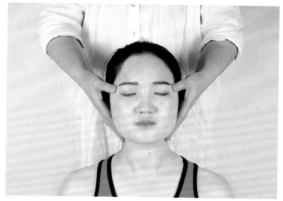

图 4-162 对按太阳穴

方法 ❷ 按揉百会穴

取穴方法 百会穴位于连接两耳之间直线与眉间中心的直线的交点，即头顶处（图4-163）。

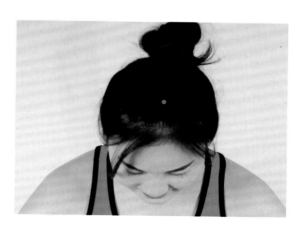

图 4-163 百会穴

体位 让对方坐在椅子上。

手法 用中指和食指按于头顶正中的百会穴，用力由轻到重按揉，共30次（图4-164）。

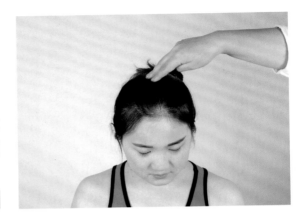

图4-164 按揉百会穴

方法❸ 按揉风池穴

取穴方法 风池穴位于颈部耳后发际下两条大筋外缘的陷窝中，相当于耳垂齐平（图4-165）。

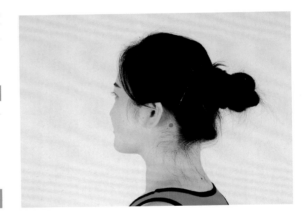

图4-165 风池穴

体位 让对方坐在椅子上。

手法 用两手拇指分别按两侧风池穴，其余手指附在头的两侧，由轻到重地按揉，共30次（图4-166）。

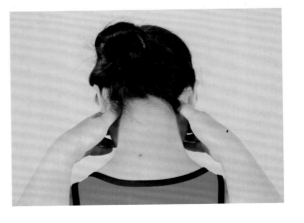

图4-166 按揉风池穴

方法❹ **拿捏颈肌和风池、大椎穴**

<u>取穴方法</u> 风池穴位于颈部耳后发际下两条大筋外缘的陷窝中，相当于耳垂齐平（图4-167）；大椎穴位于颈部下端，第七颈椎棘突下的凹陷处（图4-167）。

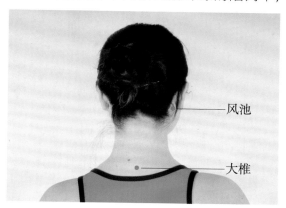

图 4-167 风池和大椎穴

<u>体位</u> 让对方坐在椅子上。

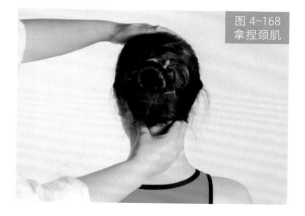

图 4-168 拿捏颈肌

<u>手法</u> 将拇指放置于同侧颈外侧，其余四指放在颈肌对侧，双手用力对合，将颈肌向上提起后放松，反复20次（图4-168）；然后按揉风池穴30次，再向下拿捏至大椎穴，并按揉大椎穴30次（图4-169）。

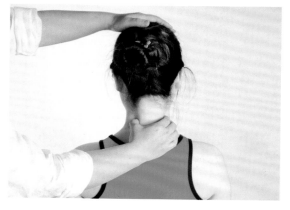

图 4-169 拿捏风池和大椎穴

方法 ⑤ **点按肩井穴**

<u>取穴方法</u> 肩井穴位于人体的肩上，大椎穴与肩峰连线中点，肩部最高处，即乳头正上方与肩线交接处（图4-170）。

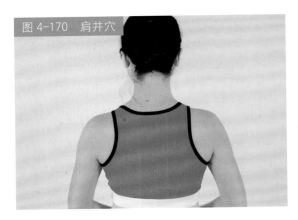

图 4-170 肩井穴

<u>体位</u> 让对方坐在椅子上。

<u>手法</u> 以双手中指指腹按于双侧肩井穴，然后由轻到重点按，共30次（图4-171）。

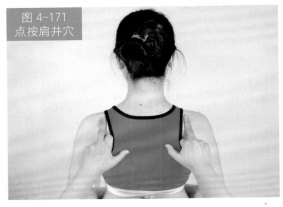

图 4-171
点按肩井穴

方法 ⑥ **按摩大椎穴**

<u>取穴方法</u> 大椎穴位于颈部下端、第七颈椎棘突下凹陷处。若突起骨不太明显，可让对方活动颈部，不动的骨节为第一胸椎，约与肩平齐（图4-172）。

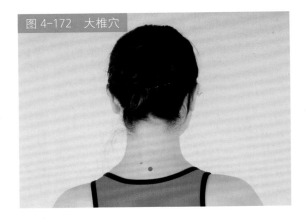

图 4-172 大椎穴

体位　让对方坐在椅子上。

手法　用中指用力按摩大椎穴，共 30 次（图 4-173）。

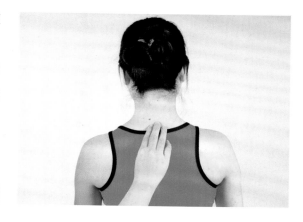

图 4-173　按摩大椎穴

方法 ⑦　**对按内关和外关穴**

取穴方法　内关穴位于腕横纹上 6.5 厘米，在两筋正中间（图4-174）；外关穴位于前臂两骨之间，在腕背横纹中点上方 6.5 厘米处（图 4-175）。

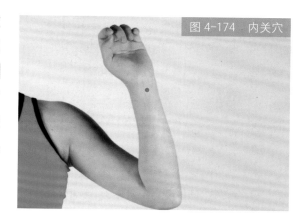

图 4-174　内关穴

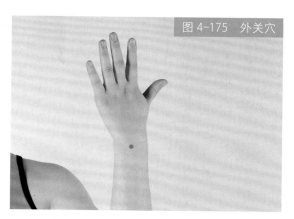

图 4-175　外关穴

<u>体位</u>　让对方坐在椅子上。

<u>手法</u>　用拇指尖放在内关穴，中指放在对侧的外关穴，同时对合用力按揉 3 分钟，双手交替进行（图 4-176）。

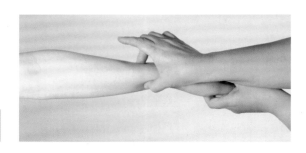

图 4-176　对按
内关和外关穴

方法 ❽　掐揉合谷穴

<u>取穴方法</u>　合谷穴位于手背第一、二掌骨之间，约第二掌骨中点，即虎口处，即把拇、食指合拢，大拇指与食指之间会有一稍微隆起的部位，隆起部位的正中央即是本穴（图 4-177）。

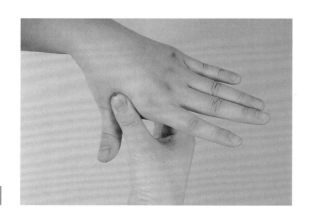

图 4-177　合谷穴

<u>体位</u>　让对方坐在椅子上或床上。

<u>手法</u>　将拇指指尖放在合谷穴上，与食指和中指对合，用力掐揉 30次，双手交替进行（图 4-178）。

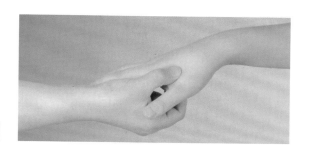

图 4-178　掐揉合谷穴

提示

（1）上述各种手法可轮流交替进行。每次按摩，应以对方感觉局部有明显酸胀或酸痛感为宜。

（2）手法要柔和稳重，用力适中，切忌粗暴，不可引起对方剧痛不适，也不可强求弹响声。

（3）对急性期或病情较严重的病人，应及时去医院就诊。

4.18 腰背痛

　　腰背痛不是一个单独的疾病，而是许多疾病的常见和共有症状。腰背部皮肤、皮下组织、肌肉、韧带、脊椎、肋骨、脊髓和脊髓膜之中的任何一种组织的病变，均可引起腰背痛。

　　中医认为，腰背痛可以分为外感、内伤两大类。外感类腰背痛多由于感受了风寒湿等外在的邪气，或者是气血不和等导致的，常常表现为突然发作，腰背部剧烈酸痛，俯身仰身都很痛，躺下则更加厉害；内伤类腰背痛多因先天禀赋不足，加之劳役负重，或久病体虚，或年老体衰，或房事不节，以致肾之精气虚亏，腰腹失养，而致腰背疼痛。

　　按摩能调整机体气血阴阳，疏通气血、活血化瘀、消肿止痛，还可解除局部肌肉痉挛，促进局部血液、淋巴循环，改善皮肤肌肉的血液供应，因此对缓解腰背痛非常有效。

方法 ❶ **按摩腰眼和长强穴**

取穴方法　腰眼穴位于腰部第四腰椎棘突左右各开 10 ~ 13 厘米的凹陷处（图 4-179）；长强穴位于尾骨尖端下，尾骨尖端与肛门连线的中点处（图 4-180）。

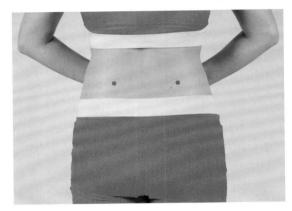

图 4-179　腰眼穴

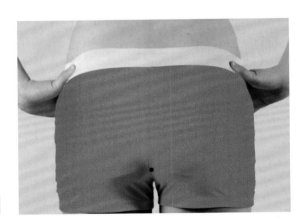

图 4-180　长强穴

体位　让对方趴在床上。

手法　两手对搓发热后，用掌部紧按腰眼穴，按摩 3 分钟（图 4-181）；再用力向下搓擦到长强穴（图 4-182），按摩 3 分钟；然后两手轻握拳，用拳眼或拳背旋转按摩腰眼和长强穴，每次 5 分钟（图 4-183）。

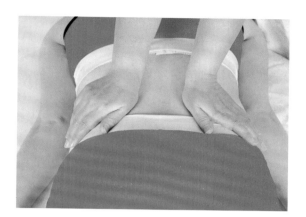

图 4-181　按摩腰眼穴

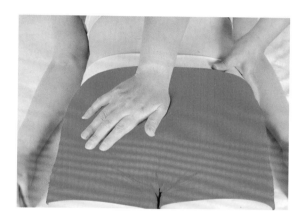

图 4-182　按摩长强穴

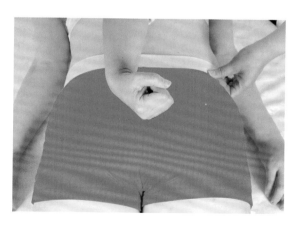

图 4-183　用拳眼或拳背
旋转按摩腰眼和长强穴

方法 ② **按压委中穴**

<u>取穴方法</u> 委中穴位于膝关节后侧腘窝处，当腘横纹中点处（图4-184）。

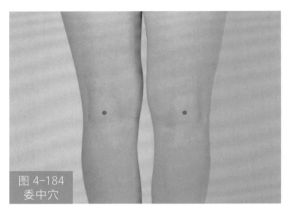

图 4-184
委中穴

<u>体位</u> 让对方趴在床上。

<u>手法</u> 用双手拇指端按压两侧委中穴，力度以稍感酸痛为宜，一压一松为1次，连续按压20次，同时让对方屈伸腿部相配合（图4-185）。

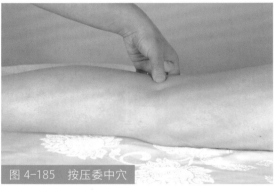

图 4-185 按压委中穴

方法 ③ **按揉阿是穴**

<u>取穴方法</u> 此阿是穴常位于肌肉起止点处或痛点较为表浅处和肌肉丰满部位或痛点较深部位（图4-186）。

图 4-186 阿是穴（常位于肌肉起止点处或痛点较为表浅处和肌肉丰满部位或痛点较深部位）

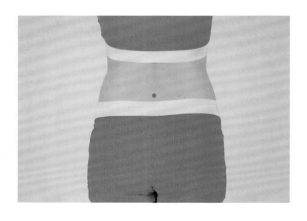

    <u>体位</u>   让对方趴在床上。

    <u>手法</u>   用拇指指腹部（图4-187）或肘尖部（图4-188）在病变处做环形旋转施压，逐渐用力。拇指按揉法适用于肌肉起止点处或痛点较为表浅处（阿是穴），肘尖按揉法多用于肌肉丰满部位或痛点较深部位（阿是穴）。

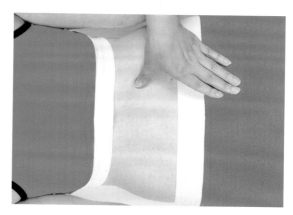

图4-187　拇指按揉阿是穴

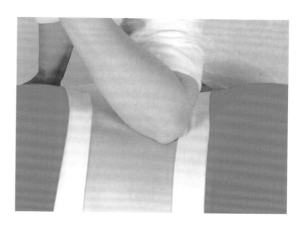

图4-188　肘尖部按揉阿是穴

方法 ④　叩击腰背部

    类似于捶背手法。让对方趴在床上，用双手握拳顺序由胸背正中顺序而下，连续叩击脊柱至腰部，或用一手垫在下面，一手叩击手背，如此反复进行，共3分钟（图4-189、图4-190）。

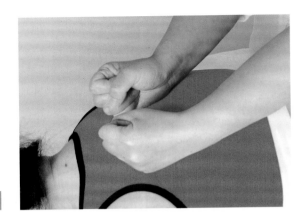

图 4-189　叩击背部

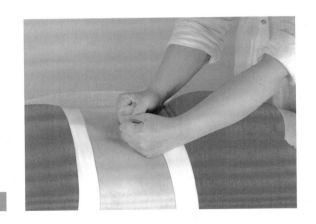

图 4-190　叩击腰部

方法 ⑤ 拿捏腰背部

让对方趴在床上，用拇指、食指、中指和环指形成钳形用力，将腰背部（或腿部）肌肉（或肌腱）反复捏拿提起，一拿一放，反复进行，共3分钟（图4-191）。

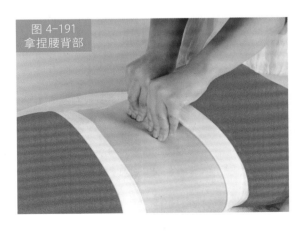

图 4-191
拿捏腰背部

提示

（1）在为家人按摩时，手法力度要轻重适宜，在腰背部肌肉丰厚部位可用较重手法，在肌肉不丰满处，手法宜轻柔。手法力量应从轻到重，幅度亦由小到大。腰椎活动度在按摩时应控制在生理活动范围内。

（2）为增强按摩效果，可用红花油、正骨水、按摩乳、润滑油等介质在局部涂抹。

（3）按摩时，如果能在腰背部涂上些药酒，效果更好（推荐：①菊花酒：菊花、杜仲各50克，防风、制附片、黄芪、干姜、肉桂、当归、石斛各12克，紫石英、肉苁蓉各15克，独活、钟乳粉各24克，茯苓9克，白酒1000克。②杜仲酒：杜仲、干姜各12克，萆薢、羌活、细辛、防风、川芎、秦艽、制乌头、制附片、肉桂、川椒各9克，五加皮、石斛各15克，天花粉、地骨皮、续断、桔梗、甘草各6克，白酒1000克）。

4.19 踝关节扭伤

运动时场地不平，负重行走或下楼梯、走斜坡突然失脚而使外踝韧带损伤，韧带损伤后局部渗出物刺激末梢神经而引起疼痛和活动障碍，即为踝关节扭伤。

中医认为踝关节扭伤后，由于血离经脉，故而引起肿胀疼痛。

踝关节扭伤是常见病，推拿可以简便、快捷地缓解疼痛和恢复行走功能，为家人解除痛苦。

方法 ❶ 按揉踝关节患部

让对方坐在椅子上，用拇指指腹端按揉踝关节患部及其四周，再按揉至阳陵泉穴5遍；然后以阳陵泉穴（位于小腿外侧，腓骨小头前下方的凹陷中）、丘墟穴（位于外踝前下方，趾长伸肌的外侧凹陷中）、悬钟穴（位于小腿外侧，外踝高点上 10 厘米的腓骨前缘）（图 4-192）为重点，用拇指推揉患部，也是从局部向周围推，以活血散瘀（图 4-193）。

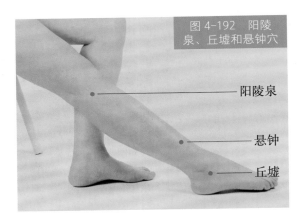

图 4-192　阳陵泉、丘墟和悬钟穴

阳陵泉
悬钟
丘墟

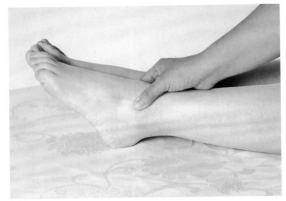

图 4-193　按揉踝关节患部

方法 ❷　摇动并旋转踝关节

让对方躺在床上，用一只手捏住小腿下部，固定足跟，另一只手握住足前部，摇动旋转踝关节，共 3 分钟（图 4-194）。

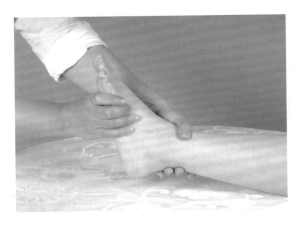

图 4-194　摇动并旋转踝关节

方法 ❸   背伸跖屈踝关节

让对方躺在床上，用一只手握其足跟，另一只手握其足掌，用力牵引，然后再做背伸跖屈动作，并摇晃踝关节（图4-195）。

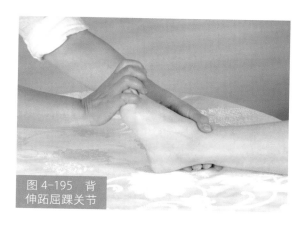

图 4-195　背伸跖屈踝关节

方法 ❹   捻揉足趾并推揉足背

让对方躺在床上，左手按压其踝部，用右手拇指和食指指腹逐个捻揉足趾，共2分钟（图4-196）；然后用拇指指腹沿足背直推，共2分钟（图4-197）。

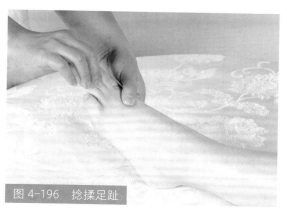

图 4-196　捻揉足趾

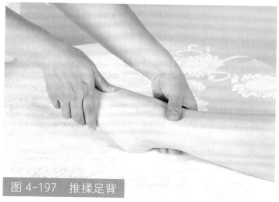

图 4-197　推揉足背

方法 ⑤ 拔伸踝关节

经上述手法按摩后，局部会有发热的感觉，且通常疼痛会减轻，接着可以进行关键手法——拔伸踝关节，并做小幅度内外旋。具体方法是：让对方躺在床上，用一只手握住脚掌，固定踝关节的一端，另一只手适度按住患部，慢慢进行牵引，并同时做小幅度旋转，动作要缓和，忌用爆发力，共1分钟（图4-198）；然后再用拇指分别按揉丘墟和阳陵泉穴，以酸胀为度，各1分钟（图4-199）；然后用手抚擦足背、踝部和小腿部，共1分钟（图4-200）。

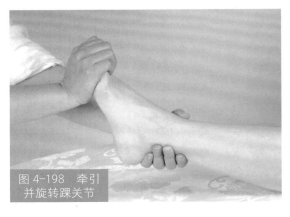

图4-198　牵引并旋转踝关节

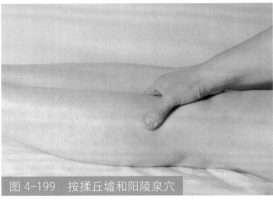

图4-199　按揉丘墟和阳陵泉穴

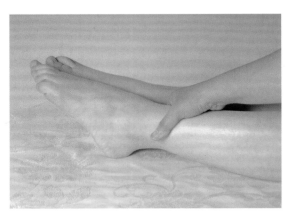

图4-200　抚擦足背、踝部和小腿部

提示

（1）伤后 24 小时内属于急性期，一般不应进行按摩，以免加重内部出血。

（2）当脚踝局部出现大块青紫斑时，不可立刻按摩和热敷，应先用冷水进行
　　　冷敷，在 24 小时后才能进行按摩。

（3）按摩手法应轻柔舒缓，切忌粗暴。

（4）按摩后，应将扭伤的脚踝部进行适当固定，以减轻疼痛，利于康复。

（5）急性期过后，按摩时配合患部湿热敷，效果更好。

4.20 腰肌劳损

　　腰肌劳损在医学上称为功能性腰痛或腰背肌筋膜炎等，主要是指腰骶部肌肉、筋膜等软组织的慢性损伤。多因习惯性姿势不良，致使腰肌长时间处于紧张状态，或者因为急性损伤治疗未愈，或者冒雨受寒、受湿等原因引起。

　　中医认为，腰肌劳损是因感受寒湿、湿热、气滞血瘀、肾亏体虚或跌仆外伤所致。

　　通过按摩，可以补肾健腰，祛风散寒，能有效缓解疼痛和不适症状。

方法 1　按摩腰部两侧

　　让对方趴在床上，将拇指分别放在爱人腰椎两侧，其余四指附着于腰部外侧，然后适当用力从腰部向腹部横行按摩，共 50 次（图 4-201）。

图 4-201　按摩腰部两侧

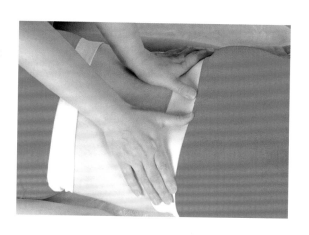

方法 ② 搓擦腰骶部

让对方趴在床上，用双手掌分别放在爱人腰部两侧，适当用力从腰部往骶部做搓擦动作，共 50 次，以腰部有微热感为佳（图 4-202）。

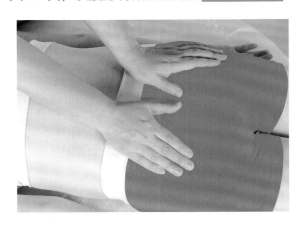

图 4-202 搓擦腰骶部

方法 ③ 点按肾俞、大肠俞、关元俞、委中和阿是穴

取穴方法 肾俞穴位于腰部，在第二腰椎棘突下旁开 5 厘米处（图 4-203）；大肠俞穴位于腰部，在第四腰椎棘突下旁开 5 厘米（图 4-203）；关元俞穴位于腰部，在第五腰椎棘突下旁开 5 厘米处（图 4-203）；委中穴为膝关节后侧腘窝处，当腘横纹中点处（图 4-204）；阿是穴为腰臀部最痛点。

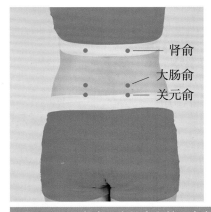

图 4-203 肾俞、大肠俞和关元俞穴

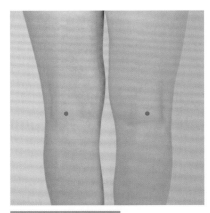

图 4-204 委中穴

肾俞
大肠俞
关元俞

<u>体位</u>　让对方趴在床上。

<u>手法</u>　拇指沿腰部脊柱两侧自上而下依次点按肾俞、大肠俞和关元俞（图4-205），再用拇指点按委中穴（图4-206），最后点按腰臀部最痛点（阿是穴），每穴各30秒。然后再按另一侧。

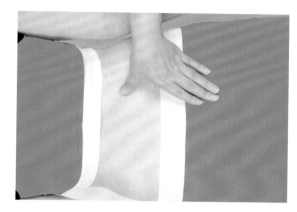

图4-205　依次点按肾俞、大肠俞和关元俞穴

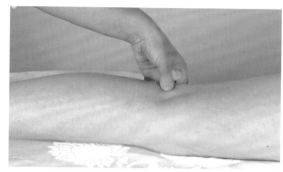

图4-206　点按委中穴

方法 ❹ 按揉腰骶部

让对方躺在床上，用双手掌按揉腰部（图4-207）和骶部（图4-208），重点于肌肉紧张部位，反复操作10遍。

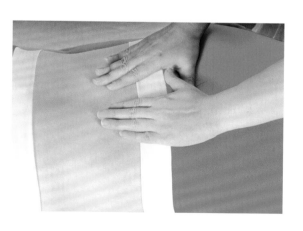

图4-207　按揉腰部

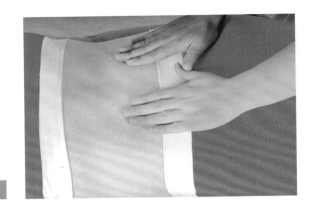

图 4-208　按揉骶部

方法⑤　拨揉腰臀部

　　让对方躺在床上，用拇指拨揉腰臀部痛点（图 4-209），反复操作10 遍。

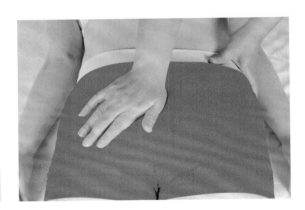

图 4-209　拨揉腰臀部痛点

方法⑥　掌擦腰骶部

　　让对方躺在床上，用手掌擦腰骶部，共 2分钟（图 4-210），以局部透热为度。

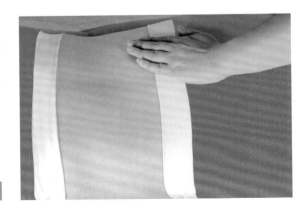

图 4-210　掌擦腰骶部

方法 ❼　拳拍腰骶部

让对方趴在床上，双手握拳，用拳头拍击腰骶部两侧，共30 ~ 50次（图4-211）。

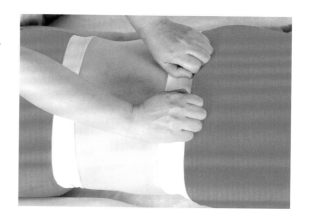

图4-211　拳拍腰骶部

方法 ❽　团摩脐四周

让对方躺在床上，用一只手的掌心放在对方肚脐上方6.5厘米处，另一只手掌面重叠在掌背上，然后适当用力，沿脐四周做环形按摩，共50圈（图4-212）。

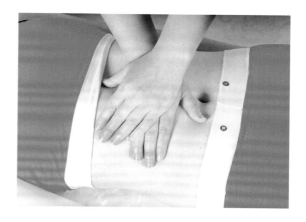

图4-212　团摩脐四周

提示

（1）以上按摩手法最好依次每天早晚各进行1次，长期坚持为家人按摩，可收到良好效果。

（2）按摩的手法力度要掌握好，力量应从轻到重，不可粗暴。按摩腰骶部时，可适当加大力度。

4.21 脑中风后遗症

脑中风是一类以脑部缺血及出血性损伤为主要表现的疾病，西医称脑卒中或脑血管意外。因这类疾病起病急骤，来势凶猛，病情变化迅速，像自然界的风一样变化莫测，故中医称之为"中风"。本病的病因主要是脑血管意外之后，脑组织缺血或受血肿压迫和推移、发生脑水肿等而使脑组织功能受损。脑出血的部位大多数位于内囊，可引起对侧松弛性偏瘫（包括下部）；大脑左半球出血可伴有失语；急性期后，偏瘫逐渐成为痉挛性，上肢屈曲、内收，下肢呈直伸，腱反射亢进，运动能力可有恢复。随着时间进展，偏瘫肢体的运动可逐渐恢复，下肢一般较上肢恢复为早，近端比远端的恢复好，手指精细动作的恢复最迟并最差。

中医认为，脑中风后遗症主要是由于中风之后气虚血瘀，脉络瘀阻，风痰阻络，或肝肾二亏，精血不足，筋骨失养所致。

脑中风具有极高的病死率和致残率，重者可危及生命。患者经过医院救治幸存后，常遗留一些运动、感觉和语言等障碍，恢复期长，因此家人要在日常护理中多加注意。对患者进行适当的按摩，可以通经活络，有效遏制病情发展，不失为一种非常简单而又有效的辅助康复手法。

方法 ❶ 捻揉手指（脚趾）

让对方躺在床上，用双手捻揉其瘫痪的手、脚的各个指头（趾头），从大指（趾）至小指（趾），揉的力量要轻，指头（趾头）各个面都要揉到，共20分钟。目的是促进末梢的血液循环，防止肌肉萎缩，促进神经功能的恢复（图4-213、图4-214）。

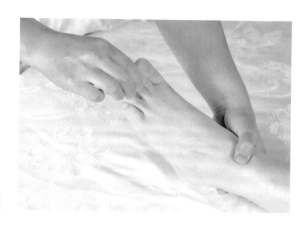

图 4-213 捻揉脚趾

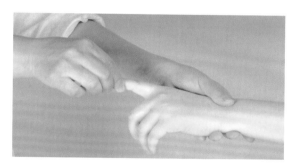

图 4-214 捻揉手指

方法 ❷ 按揉四肢

让对方躺在床上，轻柔地按揉其瘫痪的肢体，重点按揉胳膊的外侧肌肉以及大、小腿前面的肌肉。因为中风后的患者多表现为胳膊外侧和腿部前面的肌肉明显萎缩，按揉此处肌肉，可以有效防止其萎缩（图4-215、图4-216）。

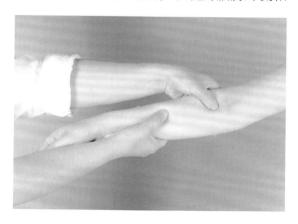

图 4-215 按揉上肢

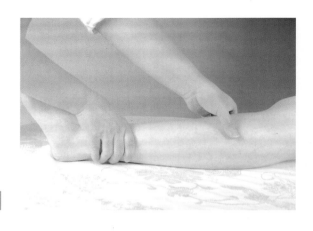

图 4-216　按揉下肢

方法 ❸　**点揉合谷、曲池、足三里和三阴交穴**

取穴方法　合谷穴位于手背第一、二掌骨之间，约第二掌骨中点，即虎口处，即把拇、食指合拢，大拇指与食指之间会有一稍微隆起的部位，隆起部位的正中央即是本穴（图 4-217）；屈曲肘关节，在肘横纹外侧端终点处即是曲池穴（图 4-218）；足三里穴位于小腿前外侧，髌骨下缘的下方 6.5 厘米处，胫骨前缘旁开一横指处（图 4-219）；三阴交穴位于小腿内侧，在

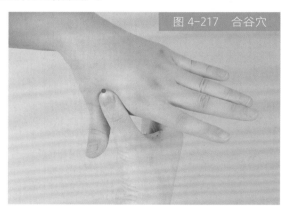

图 4-217　合谷穴

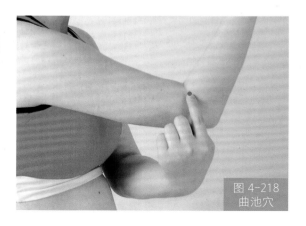

图 4-218
曲池穴

足内踝尖上 10 厘米处，胫骨内侧缘后方（图 4-220）。

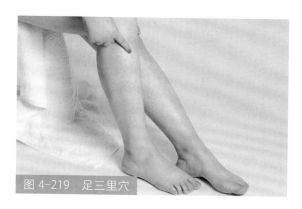

图 4-219 足三里穴

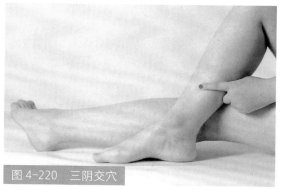

图 4-220 三阴交穴

体位 让对方坐在椅子上或躺在床上。

手法 用拇指指尖分别点揉合谷（图 4-221）、曲池（图 4-222）、足三里（图 4-223）、三阴交（图 4-224），每穴 2 分钟。

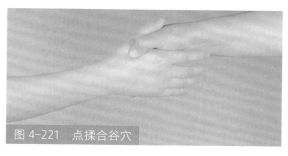

图 4-221 点揉合谷穴

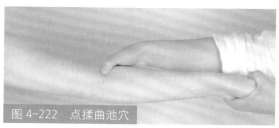

图 4-222 点揉曲池穴

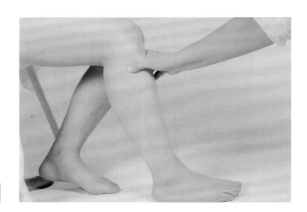

图 4-223　点揉足三里穴

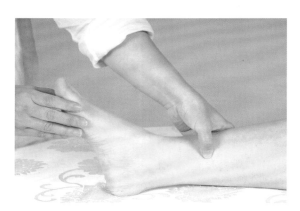

图 4-224　点揉三阴交穴

方法 ④　按摩活动关节

　　让对方躺在床上，从其手脚的末端开始，依次向上活动每个关节。注意手脚的关节都应向上轻轻扳动，不要向内屈曲地进行扳动。力量不可以太大，以免掰伤关节，一般以患者不痛为度。手指、手掌和手腕的关节活动后（图4-225），再活动肘部和肩部（图4-226），注意是轻轻地向外展；然

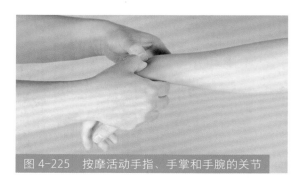

图 4-225　按摩活动手指、手掌和手腕的关节

后活动脚趾、脚踝，最后再活动膝关节和大腿，注意大腿向上抬和向外展的动作要多做（图4-227、图4-228、图4-229）。

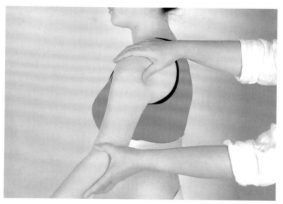

图 4-226　按摩活动肘部和肩部关节

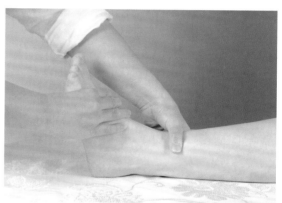

图 4-227　活动脚趾和脚踝关节

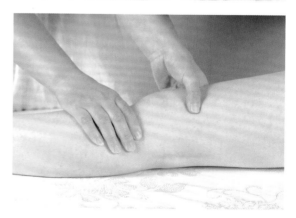

图 4-228　活动膝关节

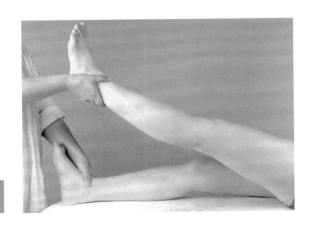

图 4-229　大腿
向上抬和外展

提示

（1）按摩开始的时间越早越好。一般来说，只要病情稳定，生命体征（即体温、呼吸、脉搏、血压）平稳，就可以给家人进行按摩。

（2）由于中风可导致肢体功能活动降低，故大多数病人懒于活动。此时，要督促和协助家人进行功能锻炼，以防肢体发生挛缩畸形。要充分活动，也要合理适度，避免损伤肌肉和关节。

（3）定期为家人进行按摩，能调节中枢神经系统的兴奋抑制过程，促进局部血液和淋巴循环，从而防止或减轻肌肉骨骼的废用性萎缩。

（4）除了上述的手法之外，还可以鼓励和帮助家人适当做些"家务活"，可先从简单的对指、握杯子、拿笔、使用筷子找嘴等开始，当能够完成这些动作以后，便可以帮其练习自己吃饭、穿衣、倒水，熟练后，再学习画画、写字等。

4.22 慢性前列腺炎

　　慢性前列腺炎分为慢性细菌性前列腺炎和慢性非细菌性前列腺炎，前者是因为细菌感染引起，后者发病机制未明，与排尿功能障碍、神经内分泌因素、精神心理因素、盆腔相关疾病因素等有关。主要表现为骨盆区域疼痛，可见于会阴、阴茎、肛周部、尿道、耻骨部或腰骶部等部位。排尿异常可表现为尿急、尿频、尿痛和夜尿增多等。由于慢性疼痛久治不愈，患者生活质量下降，并可有阳痿、早泄、焦虑、抑郁、失眠、记忆力下降等。

中医认为，前列腺炎多与房事过度、相火妄动、湿热壅滞、气血瘀阻、肾阴不足相关。

按摩可以激发和增强前列腺功能，促进泌尿系统的排尿作用，从而有利于前列腺功能恢复正常，可以明显改善慢性前列腺炎的症状，效果非常好。

方法 ❶ 按揉"内三角"

"内三角"是指男性下腹部和会阴部的一个等腰三角形或类似梯形的区域，它的两个边是两个大腿根部的淋巴结处，也就是急脉、冲门、府舍穴；而底边是阴阜处（即耻骨联合部位）（图 4-230）。这个三角区域无论对于男女都很重要，平常这个区域活动不到，加上不少人往往长期坐着不动，此区域气血不容易流通，因此很容易发生各种各样的男科和妇科病，尤其是男性，容易发生前列腺的问题。

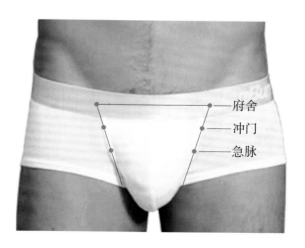

图 4-230 男性"内三角"

　　按摩前，让对方躺在床上，先用手掌在对方小腹部旋转按摩2分钟，以使局部充分预热。然后将食指、中指和环指三指并拢，稍微用力点，分别依次按揉"内三角"的三条边，共约3分钟，对方会有酸、麻、胀的感觉。而且按摩时会感觉到这个地方有很多疙疙瘩瘩的东西，这些多是局部的淋巴结（图4-231）。

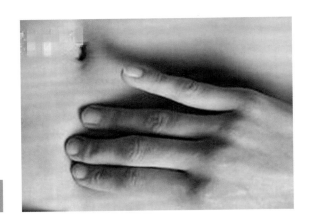

图4-231　按揉"内三角"

提示

（1）最初按摩的时候，可能会感觉局部很痛，而且感觉里面有疙疙瘩瘩的东西。只要坚持按摩，"内三角"的地方就会变得越来越受力，而且疙疙瘩瘩的东西也慢慢地消失了，这就说明按摩起作用了。

（2）病人最大的感觉就是小便痛快了，过去尿线很细、无力的，现在会比较畅快有力。

（3）按揉"内三角"时，有时阴茎可能会自动勃起，可不要理会，中医认为这说明气血贯通了，按摩效果很好。

4.23 痛经

痛经是指女性经期前后或行经期间出现下腹部痉挛性疼痛，并有全身不适，严重影响日常生活。

中医认为，女性痛经发生的原因主要有两种，一是虚证，即"不荣则痛"，是由于气血虚弱或肝肾亏损造成的；二是实证，即"不通则痛"，是由于气血运行不畅造成的。

按摩可以疏肝理气，调经止痛，对原发性痛经有很好的预防和治疗效果。

方法 ❶ 按摩下腹部

让对方躺在床上，双手相叠放在她的肚脐至外生殖器之间的小腹部中间，紧压腹部，慢慢按摩腹部，以每分钟 10 次左右的频率进行，直至小腹内有热感，共 5 分钟（图 4-232）。

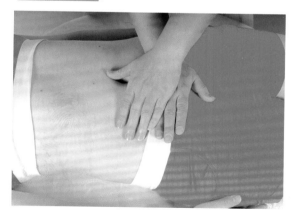

图 4-232　按摩下腹部

方法 ❷ 按揉三阴交和太冲穴

取穴方法　三阴交穴位于小腿内侧，在足内踝尖上 10 厘米处，胫骨内侧缘后方（图 4-233）；太冲穴位于足背侧，在第一、二跖骨交点的凹陷处，即足背第一、二趾缝上 6.5 厘米处的凹陷中（图 4-234）。

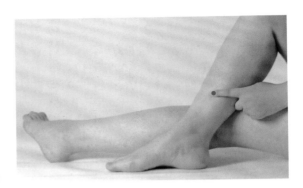

图 4-233 三阴交穴

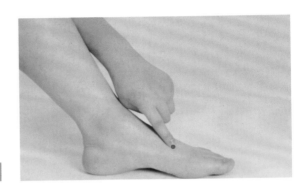

图 4-234 太冲穴

<u>体位</u> 让对方躺在床上。

<u>手法</u> 用拇指按揉三阴交穴，共 2 分钟，以有酸胀感为宜（图 4-235）；再用拇指按揉太冲穴，共 2 分钟（图 4-236）。

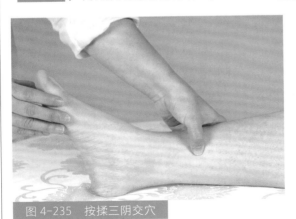

图 4-235 按揉三阴交穴

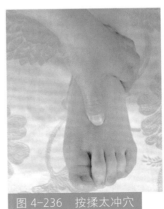

图 4-236 按揉太冲穴

方法 ❸ 点揉子宫穴

　　<u>取穴方法</u>　子宫穴位于下腹部，脐下 13 厘米正中，左右旁开正中线 10 厘米处（图 4-237）。

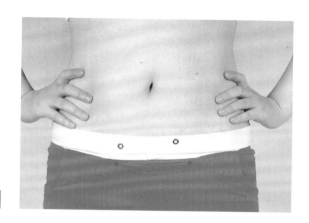

图 4-237　子宫穴

　　<u>体位</u>　让对方躺在床上。

　　<u>手法</u>　双手食指和中指并拢按，压住两侧子宫穴，稍加压力，缓缓点揉，共 5 分钟，以腹腔内有热感为最佳（图 4-238）。

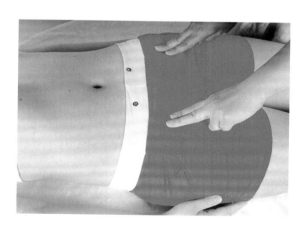

图 4-238　点揉子宫穴

方法 ❹ 揉捻太冲穴

<u>取穴方法</u>　太冲穴位于足背侧，在第一、二跖骨交点的凹陷处，即足背第一、二趾缝上6.5厘米处的凹陷中（图4-239）。

<u>体位</u>　让对方躺在床上。

<u>手法</u>　用拇指指尖揉捻太冲穴，约2分钟，再揉捻另一侧太冲穴2分钟（图4-240）。

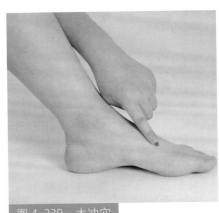

图4-239　太冲穴　　　　　　　图4-240　揉捻太冲穴

提示

（1）可在月经来潮前5～7天开始按摩，月经来潮后即停止，待下次月经来潮前再进行按摩。

（2）非经期的时候按摩以上几个穴位，可以预防痛经的发生。

（3）按摩的目的是引血下行，如手法得当，可使经期提前1～2天，随着经血排出，腹痛也会随之减轻或消失。

4.24 白带异常

女性随着发育成熟，阴道内会有少量白色分泌物排出，称为白带。正常情况下，白带量少、色白，无特殊气味，它是女性肾气充盛、脾气健运的表现，具有濡润阴道、防止细菌入侵的作用。月经期前后和妊娠期白带量可能稍增多，属于生理现象。如果白带量多，黏稠如脓，或清稀如水，或杂见五色，有腥臭气味，伴局部刺激症状或全身症状时，则属病理性带下，称带下过多。

中医认为，白带异常主要是由于脾虚失运，肾虚不固，湿热蕴积，带脉失约而引起。

按摩可以健脾、除湿、止带，有着药物治疗不可比拟的优势，不但无副作用，而且对整个女性生殖系统都有益处。

方法 ❶ 按揉和震颤小腹部

让对方躺在床上，用手掌按揉其小腹，顺、逆时针方向各2分钟，手法应深沉柔和；然后再用手掌震颤小腹2分钟（图4-241）。

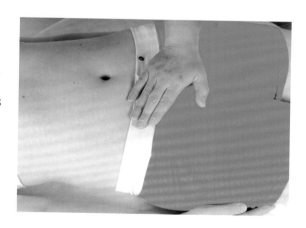

图4-241 按揉和震颤小腹部

方法 ❷ 按摩腰腹部

让对方躺在床上，用双手从对方腰的两侧深入腰下，十指相对，同时向两侧分抹至两侧小腹部，再沿腹股沟分抹至耻骨联合处（即阴毛处），反复操作30次（图4-242）。

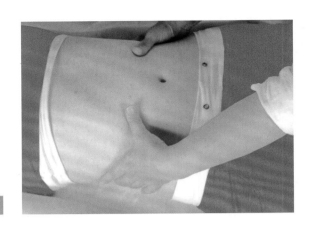

图 4-242　按摩腰腹部

方法 ❸　**拿揉血海穴并按拨阴陵泉和三阴交穴**

　　<u>取穴方法</u>　血海穴位于大腿内侧，在髌底内侧端上 6.5 厘米处（图 4-243）；阴陵泉穴位于膝盖内下侧，胫骨内侧突起的下缘凹陷中（图 4-243）；三阴交穴位于小腿内侧，在足内踝尖上 10 厘米，胫骨内侧缘后方（图 4-243）。

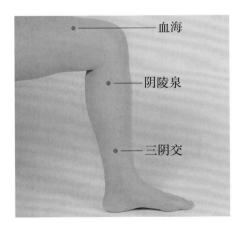

血海

阴陵泉

三阴交

图 4-243　血海、阴陵泉和三阴交穴

　　<u>体位</u>　让对方躺在床上。

　　<u>手法</u>　双手拇指放在双膝的血海穴上，余四指掌按膝上肌肉，点按拿揉并施，共 5 分钟（图 4-244）；然后再点按、弹拨三阴交和阴陵泉穴各 2 分钟（图 4-245、图 4-246）。

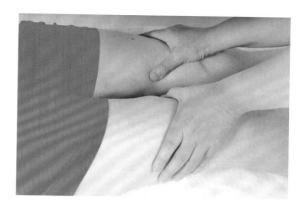

图 4-244　拿揉血海穴

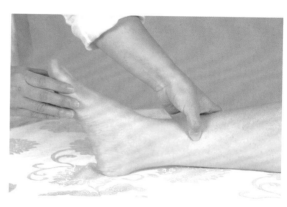

图 4-245　点按、按拨
　　　　　三阴交穴

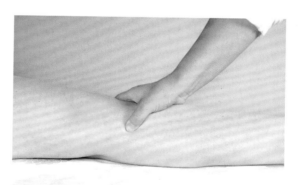

图 4-246　点按、弹拨
　　　　　阴陵泉穴

方法 ❹ 揉按八髎穴并点揉长强穴

　　<u>取穴方法</u>　　八髎穴位于骶椎处，包含上髎、次髎、中髎和下髎，左右共 8 个穴位，分别在第一、二、三、四骶后孔中，合称"八髎穴"（ 图 4-247 ）；长强穴位于尾骨尖端下，尾骨尖端与肛门连线的中点处（ 图 4-248 ）。

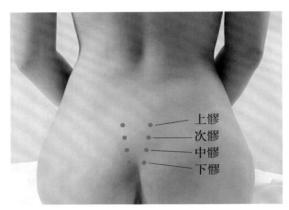

上髎
次髎
中髎
下髎

图 4-247　八髎穴

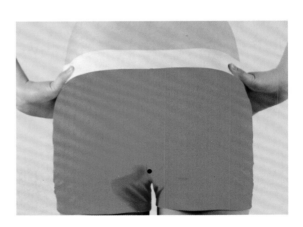

图 4-248　长强穴

　　<u>体位</u>　　让对方趴在床上。

　　<u>手法</u>　　用手掌在八髎穴上下揉按，反复操作，共 5 分钟，以热透小腹为度（ 图 4-249 ）；再用单手食指和中食并拢，稍钩屈点揉长强穴，共 2 分钟（ 图 4-250 ）。

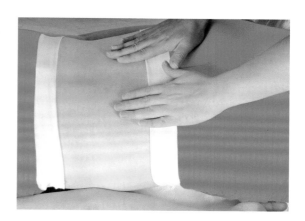

图 4-249　揉按八髎穴

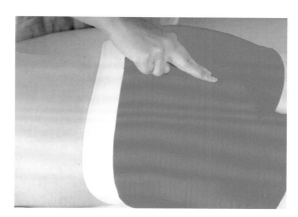

图 4-250　点揉长强穴

提示

（1）以上手法应每天坚持依次按摩 1 次。一般经过 1 ~ 2 个月的按摩，白带就会慢慢恢复正常，人也会变得比以前更有精神。

（2）按摩期间，要适当节制性生活。

4.25 女性更年期综合征

更年期综合征是指从生育期过渡到老年阶段时，因性腺功能减退而引起人体以自主神经功能紊乱为主的症候群。女性更年期综合征发病始于卵巢功能衰退后，此时性激素的分泌减少，大脑皮层与自主神经功能也会发生紊乱。主要表现为阵发性面部潮红、头痛、头胀、记忆力减退、情绪多变、易紧张和激动、失眠、乏力，有的人还有心悸、血压升高或偏低、腰酸、尿频、性欲低下、骨质疏松等症状。

中医认为，女性在绝经期前后肾气渐衰，冲任二脉虚弱，精血不足，生殖机能逐渐减退以致丧失，脏腑功能逐渐衰退，使机体阴阳失于平衡而导致该症。

按摩可以调和阴阳，养身安神，能很大程度上缓解和消除女性更年期综合征的症状。

方法 ❶　按摩腹部

让对方躺在床上，双手掌重叠，顺时针或逆时针按摩腹部 300 ~ 500 次，以腹内有热感为度（图 4-251）。

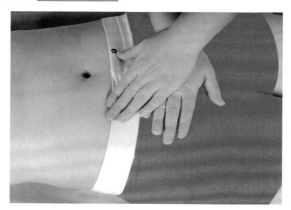

图 4-251　按摩腹部

方法 ❷　点按气海、关元穴

取穴方法　气海穴位于下腹部的前正中线上，当脐中下 5 厘米处（图 4-252）；关元穴位于下腹部的前正中线上，当脐中下 10 厘米处（图 4-252）。

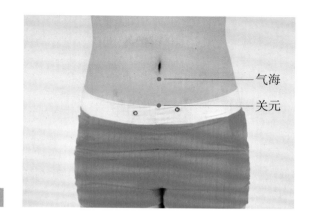

图 4-252　气海和关元穴

体位　让对方躺在床上。

手法　用拇指点按气海（图 4-253）、关元穴（图 4-254），每穴 100 ~ 200 次，以酸胀为度。

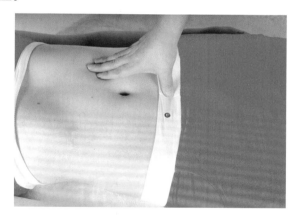

图 4-253　点按气海穴

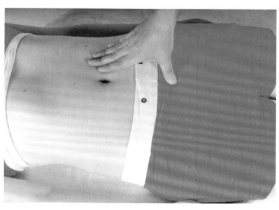

图 4-254　点按关元穴

方法 ③ **推按印堂和太阳穴**

<u>取穴方法</u> 印堂穴位于额部，在两眉头之中间（图4-255）；太阳穴位于头部侧面的颞部，眉外梢和外眼角之间向后一横指的凹陷处，快接近发际（图4-255）。

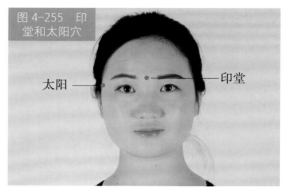

图4-255 印堂和太阳穴

太阳—— ——印堂

<u>体位</u> 让对方坐在椅子上。

<u>手法</u> 用双手食、中、无名指并拢以三指指腹自印堂始向两侧推按至太阳穴，反复操作30次（图4-256）。

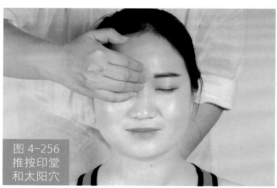

图4-256
推按印堂
和太阳穴

方法 ④ **点按风池穴**

取穴方法 风池穴位于颈部耳后发际下两条大筋外缘的陷窝中，相当于耳垂齐平（图4-257）。

<u>体位</u> 让对方坐在椅子上。

<u>手法</u> 用双手拇指尖点按风池穴，共200次（图4-258）。

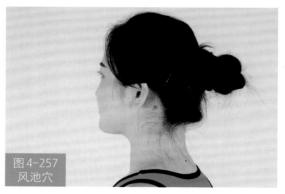

图4-257
风池穴

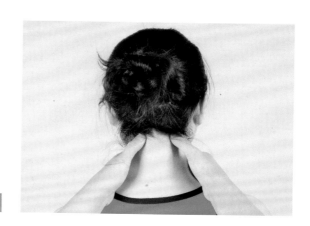

图 4-258　点按风池穴

方法 ⑤　按揉膻中穴

取穴方法　膻中穴位于胸部的前正中线上，两乳头连线的中点（图 4-259）。

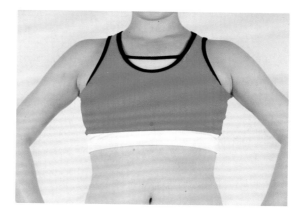

图 4-259　膻中穴

体位　让对方躺在床上。

手法　用中指稍用力按揉膻中穴，共 200 次（图 4-260）。

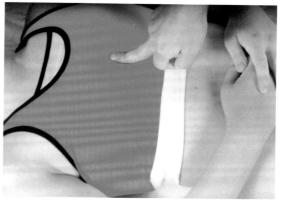

图 4-260　按揉膻中穴

提示

（1）以上手法可每天依次按摩1次。坚持1～2个月，一般会有明显效果。

（2）可以配合跑步、走路等运动，效果会更好。

（3）如果更年期综合征的表现很严重，应及时到医院就诊。

4.26 乳腺增生

乳腺增生是女性最为常见的一种乳房疾病，尽管大部分乳腺增生不会危害健康，但发生乳腺增生之后，间歇性的乳房胀痛以及病变的可能对女性来说仍然是一种困扰。轻度的乳腺增生常表现为周期性，在月经前比较严重，月经结束后缓解或消失。年龄比较大而未婚、没有生过孩子或哺过乳，以及精神抑郁的女性通常容易发生乳腺增生。

中医认为，乳腺增生发病原因多与脏腑机能失调、气血失和有关，病变脏腑责之肝脾，尤其是脾土虚弱之人或过食辛辣肥甘厚味，损伤脾土，而致脾土运化功能失常，聚湿为痰；或天生性格内向，情绪压抑，好生闷气或性情急躁、动则易怒，或因七情所伤，忧思过度，而致肝失疏泄，郁而成痰等，均可导致痰湿结聚、气血凝滞而形成乳房肿块。

按摩乳房、调理乳腺增生的方法简单而容易操作，非常有效。

方法 ❶ 推抚乳房

让对方躺在床上，先在患侧乳房上涂上少量润滑油或橄榄油，然后双手全掌由乳房四周沿乳腺管轻轻向乳头方向推抚，共100次（图4-261）。

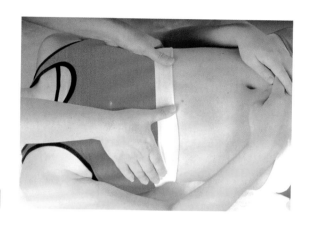

图 4-261　推抚乳房

方法 ❷ 揉压乳房

让对方躺在床上，以手掌上的小鱼际或大鱼际着力于患部，在红肿胀痛处轻轻揉压，有硬块的地方反复揉压数次，直至肿块柔软为止，一般可持续 10 分钟左右（图 4-262）。

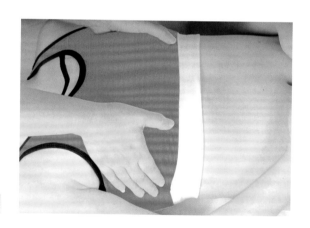

图 4-262　揉压乳房

方法 ❸ 揉捏乳房

让对方躺在床上，以右手五指着力，抓起患侧乳房部，施以揉捏手法，一抓一松，反复进行 30 次。左手轻轻将乳头揪动数次，以扩张乳头部的输乳管（图 4-263）。

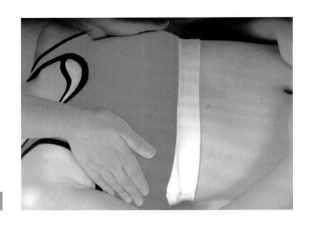

图 4-263　揉捏乳房

方法④　振荡乳房

让对方躺在床上，以右手小鱼际部着力，从乳房肿结处，沿乳根向乳头方向做高速振荡推赶，反复 10 ~ 30 遍。局部出现微热感时，效果更佳（图 4-264）。

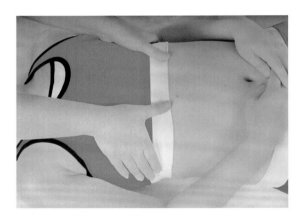

图 4-264　振荡乳房

提示
（1）按摩只是用来缓解和辅助治疗乳腺增生的一种方法，如果乳腺增生较为严重，应去医院进行专业的治疗。
（2）每天依次按照以上方法进行 2 ~ 3 次按摩，一般 1 ~ 2 个月后乳腺增生就会明显减轻，但必须持之以恒地坚持下去才会见效。

4.27 妊娠呕吐

妊娠呕吐是一种正常的生理现象，它是由于女性怀孕后胃酸和消化酶的减少，使胃肠道正常的消化功能受到影响，从而产生头晕、恶心、呕吐、食欲不振等反应。

中医认为，妊娠呕吐是由于很多原因引起的，如湿热、虚寒及胃失和降等，不同的原因都会造成中焦失和，胃气上逆而致呕吐。

通常情况下，剧烈妊娠呕吐应到医院请医生诊治，而不太剧烈的妊娠呕吐并不会给孕妇的身体健康造成不良影响。但为了让孕期女性更加舒适，家人可以采取一些简便的手法来帮助孕妇缓解呕吐症状。

方法①　轻推上腹部

让对方躺在床上，用手掌轻轻推运上腹部，沿逆时针方向揉按 3 ~ 5 分钟。每日 1 次（图 4-265）。

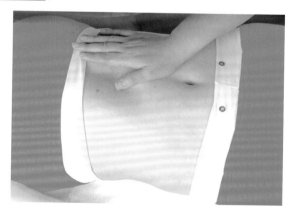

图 4-265　轻推上腹部

方法②　揉按内关和足三里穴

取穴方法　让对方伸臂仰掌，内关穴位于腕横纹上 6.5 厘米处，在两筋正中间（图 4-266）；足三里穴位于小腿前外侧，髌骨下缘的下方 6.5 厘米，胫骨前缘旁开一横指处（图 4-267）。

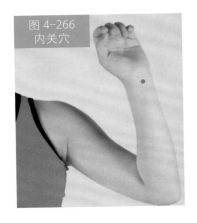

图 4-266
内关穴

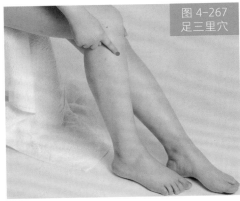

图 4-267
足三里穴

<u>体位</u>　让对方坐在椅子上。

<u>手法</u>　先用食指和中指指腹揉按内关穴，约 1 分钟，然后揉按另一侧内关穴，约 1 分钟（图 4-268）；再用拇指揉按两侧足三里穴，各 1 分钟（图 4-269）。

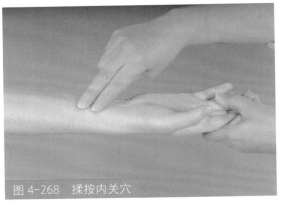

图 4-268　揉按内关穴

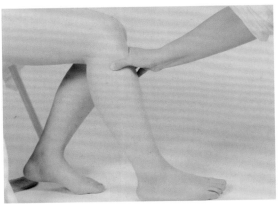

图 4-269　揉按足三里穴

方法 ❸ 揉按冲阳、太白和商阳穴

<u>取穴方法</u> 冲阳穴位于足背最高处，在拇长伸肌腱和趾长伸肌腱之间，足背动脉搏动处（图 2-270）；太白穴位于足内侧缘，当第一跖骨小头后下方凹陷处（图 4-271）；商阳穴位于手食指末节桡侧，距指甲角 4 毫米处（图 4-272）。

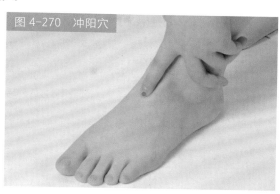

图 4-270　冲阳穴

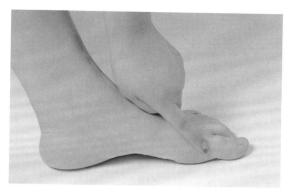

图 4-271　太白穴

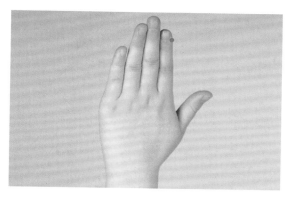

图 4-272　商阳穴

<u>体位</u>　让对方躺在床上或坐在椅子上。

<u>手法</u>　用拇指稍用力揉按冲阳穴 5 分钟（图 4-273），再揉按太白

穴5分钟（图4-274），
然后用拇指和食指对合
揉按商阳穴，共5分钟
（图4-275）。

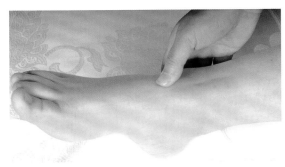

图 4-273　揉按冲阳穴

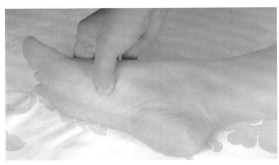

图 4-274　揉按太白穴

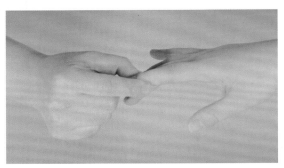

图 4-275　揉按商阳穴

提示
（1）在给孕妇按摩时，应采取力度适中的手法，以孕妇感觉局部酸胀感明显
　　　为度，避免用力太大。
（2）如果孕妇呕吐症状较轻，可只进行以上其中一种手法即可；如果呕吐症
　　　状较重，则应依次进行以上3种手法。

4.28 产后缺乳

　　乳汁的分泌与产妇的精神、情绪、营养状况、休息和劳动都有关系。任何精神上的刺激如忧虑、惊恐、烦恼、悲伤，都会减少乳汁分泌。产妇哺乳时乳汁甚少或全无，不足够甚至不能喂养婴儿者，称为产后缺乳。产后缺乳可能是由乳腺发育较差、产后出血过多或情绪欠佳等因素引起，感染、腹泻等也可使乳汁缺少，还可因乳汁不能畅流所致。

　　中医认为，产后缺乳包括虚实两方面，虚者多为气血虚弱，乳汁化源不足所致；实者则因肝气郁结，气滞血凝，乳汁不行所致。

　　产后缺乳可以用按摩的方法进行家庭调理。按摩可以补气养血、疏肝解郁、调节情志、活络通乳，非常有利于促进乳汁分泌。

方法 ❶ 摩揉乳房

　　让对方躺在床上，用手掌在乳房周围轻轻摩揉 1 ~ 3 分钟（图 4-276）。

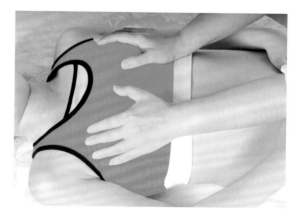

图 4-276　摩揉乳房

方法 ❷ 抓揉乳房

　　让对方躺在床上，五指相撮，以指腹轻轻抓揉乳房 30 次，然后以掌托住乳房，轻轻振抖 3 分钟（图 4-277）。

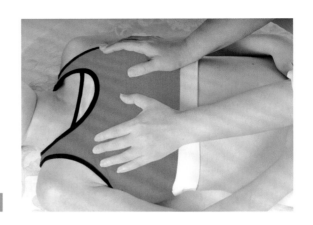

图 4-277　抓揉乳房

方法 ❸　**点按乳根穴**

　　<u>取穴方法</u>　乳根穴位于胸部的乳头直下，乳房根部，距前正中线13厘米，左右各一个穴（图 4-278）。

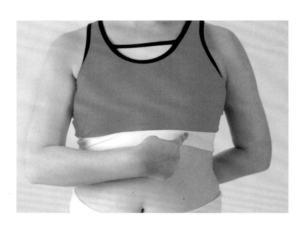

图 4-278　乳根穴

　　<u>体位</u>　让对方躺在床上。

　　<u>手法</u>　用中指点按乳根穴，共3分钟，以局部有酸胀感为宜（图 4-279）。

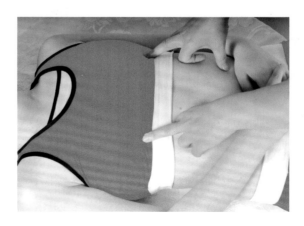

图 4-279　点按乳根穴

方法❹ 推摩膻中穴

取穴方法 膻中穴位于胸部的前正中线上，两乳头连线的中点（图4-280）。

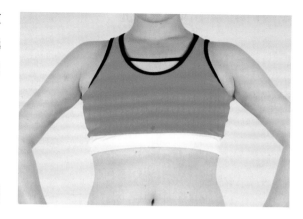

图4-280 膻中穴

体位 让对方躺在床上。

手法 用拇指自下向上稍用力推摩膻中穴，约3分钟，以胀麻感向胸部放散为佳（图4-281）。

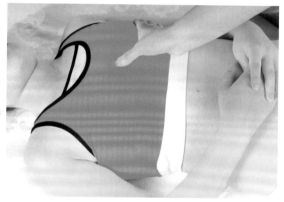

图4-281 推摩膻中穴

方法❺ 掐捏少泽穴

取穴方法 少泽穴位于小指外侧指甲角根部，距指甲角3毫米处（图4-282）。

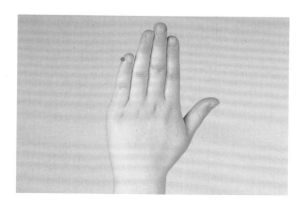

图4-282 少泽穴

体位　让对方坐在椅子上。

手法　用食指尖掐捏少泽穴，约30秒，然后松开3秒，反复操作，共10次（图4-283）。

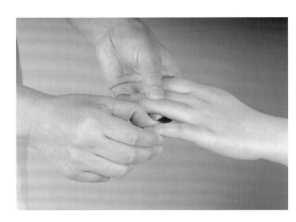

图4-283　掐捏少泽穴

方法⑥　按压中脘穴

取穴方法　中脘穴位于上腹部的前正中线上，当脐中上13厘米处（图4-284）。

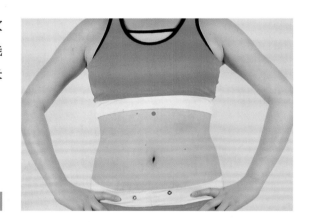

图4-284　中脘穴

体位　让对方躺在床上。

手法　用拇指稍用力按压中脘穴，约2分钟，以局部感到酸胀为佳（图4-285）。

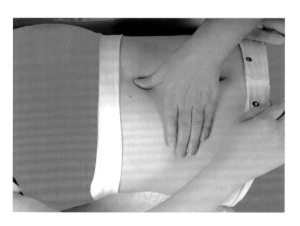

图4-285　按压中脘穴

方法 7 **按揉足三里穴**

<u>取穴方法</u> 足三里穴位于小腿前外侧，髌骨下缘的下方6.5厘米处，胫骨前缘旁开一横指处（图4-286）。

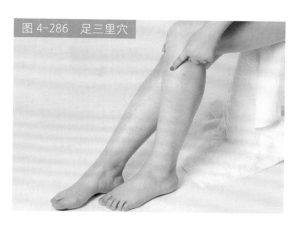

图 4-286 足三里穴

<u>体位</u> 让对方躺在床上。

<u>手法</u> 用拇指按揉足三里穴约2分钟，以局部有酸胀感为宜（图4-287）。

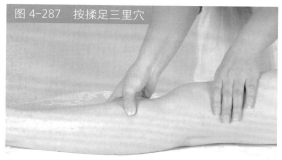

图 4-287 按揉足三里穴

方法 8 **点按太冲穴**

<u>取穴方法</u> 太冲穴位于足背侧，在第一、二跖骨交点的凹陷处，即足背第一、二趾缝上6.5厘米处的凹陷中（图4-288）。

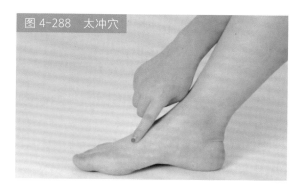

图 4-288 太冲穴

<u>体位</u> 让对方躺在床上。

<u>手法</u> 用拇指点按太冲穴30秒（图4-289）。

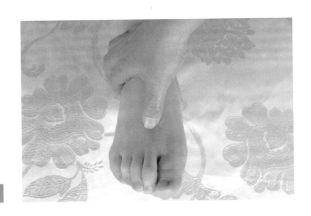

图 4-289　点按太冲穴

提示

（1）在为家人按摩的同时，应尽可能帮助其保持精神愉快，并加强营养，调理饮食，多吃排骨汤、鸡汤、鲫鱼汤等利于下奶的食物，以促进乳汁的分泌。

（2）如果家人产后缺乳是由于乳腺本身的疾病引起的，应及时求医。

4.29　男性性功能减退

性功能减退是指正常男性持续地对性活动缺乏欲望，或者是长时间内对性活动的欲望水平较低，主要表现为缺乏性幻想，缺少参与性活动的兴趣，主动性行为的要求减少，性能力明显减弱。一般情况下，大多数男性到了40岁以后，性功能开始出现衰退，性冲动频度减少，性能力会减弱，这属于正常的生理现象。如果男性发现自己短时间内性功能下降明显，建议先到医院找男科医生或泌尿科医生看一下，找一找病因。

中医认为，男性性功能减退与肾阴虚、肾阳虚、血虚、气虚及情绪紧张等诸多因素有关。

如果排除了器质性病变，可以采用伴侣按摩的方法来有效增强男性性功能。

方法① **按压商阳穴**

<u>取穴方法</u>　商阳穴位于手食指末节桡侧，距指甲角 4 毫米处（图 4-290）。

<u>体位</u>　让对方躺在床上。

<u>手法</u>　用食指与拇指对合，拇指稍用力按压商阳穴，每次 5 分钟（图 4-291）。

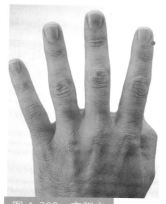

图 4-290　商阳穴

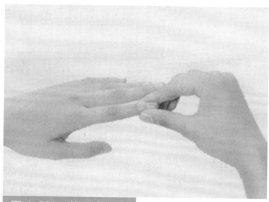

图 4-291　按压商阳穴

方法② **按压关元穴**

<u>取穴方法</u>　关元穴位于下腹部的前正中线上，当脐中下 10 厘米处（图 4-292）。

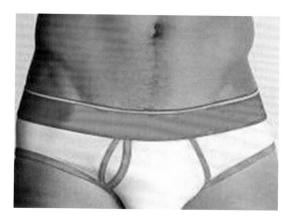

图 4-292　关元穴

<u>体位</u>　让对方躺在床上。

<u>手法</u>　用食指稍用力按压关元穴，共5分钟（图4-293）。

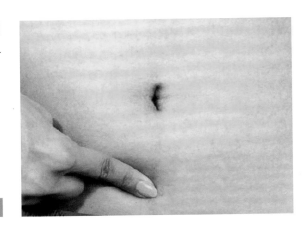

图 4-293　按压关元穴

方法 ❸　点按三阴交穴

<u>取穴方法</u>　三阴交穴位于小腿内侧，在足内踝尖上10厘米处，胫骨内侧缘后方（图4-294）。

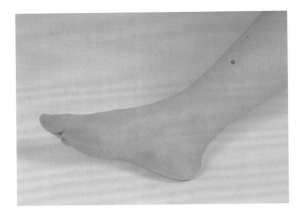

图 4-294　三阴交穴

<u>体位</u>　让对方躺在床上。

<u>手法</u>　用拇指指腹用力按摩三阴交穴，约5分钟（图4-295）。

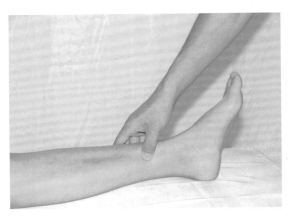

图 4-295　点按三阴交穴

方法 ④　刺激涌泉穴

　　取穴方法　涌泉穴位于足底部，卷足时足前部凹陷处，约当足底第二、三趾趾缝纹头端与足跟连线的前 1/3 与后 2/3 交点上（图 4-296）。

　　体位　让对方躺在床上。

　　手法　每晚临睡前用热水洗完脚后，稍用力用拇指按压涌泉穴，约 5 分钟。非常有助于提高男性性功能（图 4-297）。

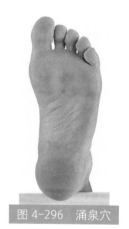
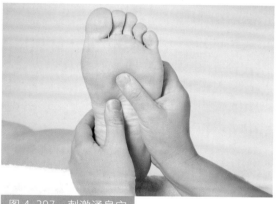

图 4-296　涌泉穴　　图 4-297　刺激涌泉穴

方法 ⑤　按压筑宾穴

　　取穴方法　筑宾穴位于小腿内侧，三阴交穴后上方约 6.5 厘米处（图 4-298）。

　　体位　让对方躺在床上。

　　手法　用拇指用力按压筑宾穴，每侧 5 分钟，可有效提高性欲（图 4-299）。

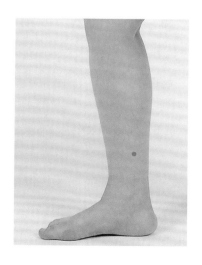

图 4-298　筑宾穴

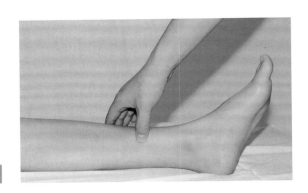

图 4-299　按压筑宾穴

提示

（1）以上手法依次为伴侣进行按摩，每天 1 次，坚持 2 ～ 3 周，会有良效。

（2）按摩前要做好准备，让对方尽量放松，缓慢深呼吸，将意念散发到全身
每一部分，用心体会每一次兴奋的细节。

（3）按摩时，可以在手上抹些按摩油，以帮助润滑。

（4）按摩时力度要由轻到重，直至对方产生酸胀感。

4.30 阳痿

　　阳痿是男性的常见病和多发病，是指性交时男性的阴茎不能勃起或勃
起硬度不足，无法插入女方阴道内完成性交。患者往往痛苦而又无奈。导致
阳痿的原因包括器质性因素，如过度手淫、前列腺炎和全身性疾病，如高血
压、糖尿病等，以及精神因素，如对维持阴茎勃起没有信心、担心自己不能
让性伴侣获得满足。

　　中医认为，性生活不节制、过分劳神和劳累过度、情志失调、饮食失节以及
不良嗜好导致脾胃受损，造成宗筋失养失充、气血亏虚、肝肾不足而导致阳痿。

　　为伴侣进行适当合理的按摩，可以有效增强男性勃起功能，显著改善
性功能。

方法① 按摩涌泉穴

<u>取穴方法</u> 涌泉穴位于足底部，卷足时足前部凹陷处，约当足底第二、三趾趾缝纹头端与足跟连线的前 1/3 与后 2/3 交点上（图 4-300）。

<u>体位</u> 让对方躺在床上。

<u>手法</u> 用拇指稍用力按摩涌泉穴，每侧 3 分钟（图 4-301）。

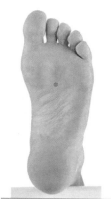

图 4-300 涌泉穴

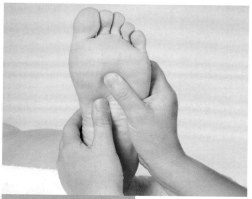

图 4-301 按摩涌泉穴

方法② 按揉神阙和气海穴

<u>取穴方法</u> 神阙穴位于脐窝正中（图 4-302）；气海穴位于下腹部的前正中线上，当脐中下 5 厘米处（图 4-302）。

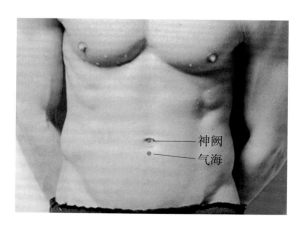

神阙
气海

图 4-302 神阙和气海穴

<u>体位</u> 让对方躺在床上。

<u>手法</u> 用掌根按神阙穴，以脐下有温热感为度，手法宜柔和深沉，

约 5 分钟（图 4-303）；
再用鱼际按揉气海穴，
约 2 分钟（图 4-304）。

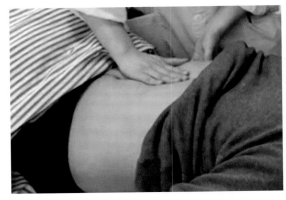

图 4-303　按揉神阙穴

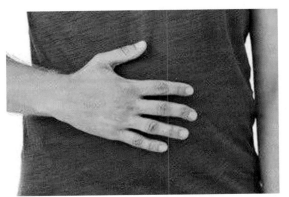

图 4-304　按揉气海穴

方法❸　按揉肾俞、命门和腰阳关穴

　　<u>取穴方法</u>　肾俞穴位于背部，在第二腰椎棘突下旁开 5 厘米处（图 4-305）；命门穴位于腰部后正中线上，第二腰椎棘突下凹陷中，正对脐中（图 4-305）；腰阳关穴位于腰部后正中线上，第四腰椎棘突下的凹陷中（图 4-305）。

图 4-305　肾俞、
命门和腰阳关穴

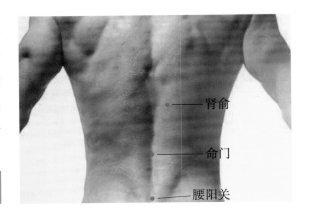

肾俞

命门

腰阳关

<u>体位</u>　让对方趴在床上。

<u>手法</u>　用拇指稍用力按揉肾俞和命门穴，但手法不宜过重，在微感酸胀后，每穴持续按揉3分钟（图4-306）；再用手掌用力按揉腰阳关穴，约3分钟（图4-307）。

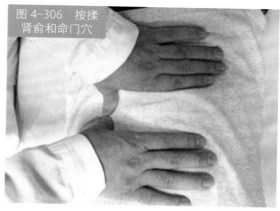

图4-306　按揉肾俞和命门穴

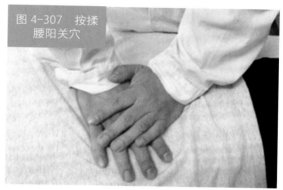

图4-307　按揉腰阳关穴

方法❹　按揉心俞和关元穴

<u>取穴方法</u>　心俞穴位于背部，在第五胸椎棘突下旁开5厘米处（图4-308）；关元穴位于下腹部的前正中线上，当脐中下10厘米处（图4-309）。

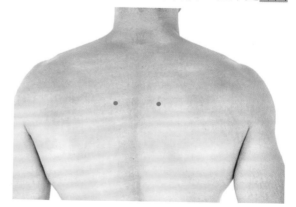

图4-308　心俞穴

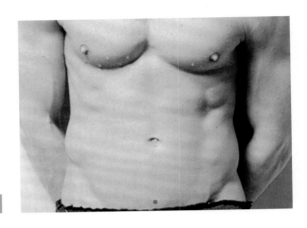

图 4-309　关元穴

体位　让对方趴在床上。

手法　用双手拇指按压两侧心俞，约 3 分钟（图 4-310）；再用右手拇指按压关元穴，约 3 分钟（图 4-311）。

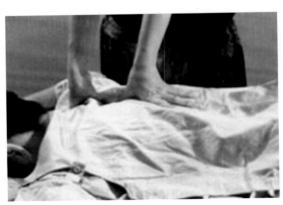

图 4-310　按揉心俞穴

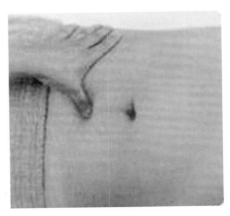

图 4-311　按揉关元穴

提示

（1）以上手法应依次为伴侣按摩，每天进行 1 次，连续进行 2 ~ 3 周，一般即可明显见效。

（2）按摩时手法应轻柔，切不可过于剧烈。不可急于求成，要有耐心，坚持 1 ~ 2 个月后，效果会越来越明显。

（3）按摩时对方可能会有阴茎勃起，若勃起硬度不够，可用手向后牵拉其阴囊，以使其性冲动减低，如此反复，当其阴茎勃起坚硬时，再逐渐过渡到同房。

4.31 早泄

性生活时间过短即射精，称为早泄，也属男性常见的疾病，是指在性交时男性的阴茎在插入女方阴道之前或刚刚插入，或在女方阴道内抽动若干次就发生射精，以致双方都无法获得性满足的情况。引起早泄的心理性因素很多，如担心性交失败、长期手淫、性知识缺乏、夫妻感情不融洽或不善于默契配合、长时间性压抑或女方厌恶性交要求快速结束房事等；其他如尿道炎、前列腺炎、精囊炎以及前列腺增生等泌尿生殖系统疾病，以及糖尿病、心血管疾病等，也与早泄的发生相关。

中医认为，早泄的发生与多种因素有关，主要与虚损（肾、心、脾虚）和肝胆湿热的关系最为密切。先天不足或手淫、房事过度、肾虚不能藏精、精液排泄失控会导致早泄，用脑过度或劳倦伤神也能引起早泄。

伴侣的按摩对于预防和治疗早泄有自己的独到之处，简单易行，无副作用，不失为一种健康的家庭保健方法。

方法❶ **点按三阴交穴**

<u>取穴方法</u> 三阴交穴位于小腿内侧，在足内踝尖上 10 厘米处，胫骨内侧缘后方（图4-312）。

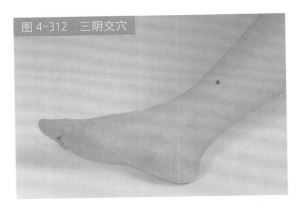

图 4-312 三阴交穴

<u>体位</u> 让对方躺在床上。

<u>手法</u> 用拇指稍用力点按三阴交穴，2 分钟后换另一侧，两侧轮流进行，共 20 分钟（图4-313）。

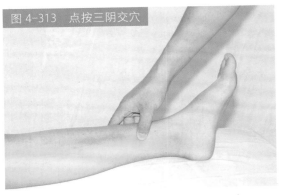

图 4-313 点按三阴交穴

方法❷ **按揉中脘和气海穴**

<u>取穴方法</u> 中脘穴位于上腹部的前正中线上，当脐中上 13 厘米处（图 4-314）；气海穴位于下腹部的前正中线上，当脐中下 5 厘米处（图 4-314）。

图 4-314 中脘和气海穴

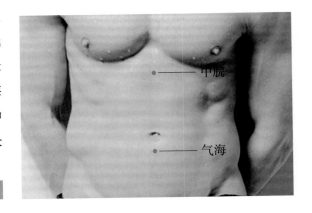

中脘

气海

<u>体位</u>　让对方躺在床上。

<u>手法</u>　双手四指并拢，用双手按揉中脘穴，约3分钟；再同法按揉气海穴，约3分钟（图4-315）。

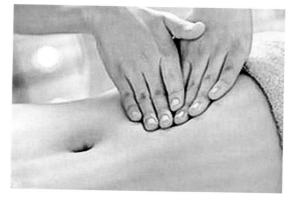

图4-315　按揉中脘和气海穴

方法 ❸　**按揉命门穴**

<u>取穴方法</u>　命门穴位于腰部后正中线上，第二腰椎棘突下凹陷中，正对脐中（图4-316）。

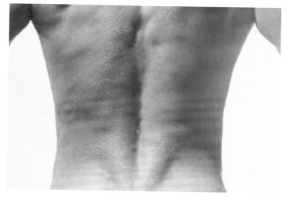

图4-316　命门穴

<u>体位</u>　让对方趴在床上。

<u>手法</u>　双手四指并拢，用双手叠放，按揉命门穴，约3分钟（图4-317）。

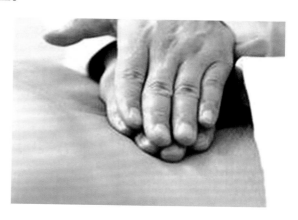

图4-317　按揉命门穴

提示
（1）以上手法可依次为伴侣进行按摩，每天1次，一般坚持1个月左右就会明显见效，不能性急。
（2）按摩时动作应柔和而有力，切忌粗暴，以对方感觉舒适为好。

4.32　女性性冷淡

　　女性性冷淡是指女性性欲缺乏或性欲减退，通俗地讲就是对性生活缺乏兴趣。主要表现为对性爱恐惧、厌恶及心理抵触，性生活不主动，投入程度不够；性爱抚无反应或快感反应不足；性交时阴道无爱液或少爱液分泌、干涩、紧缩、疼痛；无性爱快感或快感不足、迟钝，缺乏性高潮；性器官萎缩、老化等。女性性冷淡与工作紧张或脑力劳动过度；禁欲或纵欲过度，日久使脊髓中枢功能紊乱，逐渐抑制了性欲；伴侣关系不和或对性的见解不一致，女性长期得不到高潮快感，从而厌倦了性生活；过早开始性生活；担心怀孕；伴侣采取中断性交的方法避孕，每次都在爱人"性趣"正浓、接近性高潮时中断性交等有关，也可能与患有慢性疾病或服用药物的副作用有关。

　　中医认为，性冷淡是由于先后天不足、情志内伤、久病体虚、痰湿内盛所致。

　　为伴侣进行正确恰当的按摩，可有效改善女性性冷淡。

方法❶　点按角孙穴

　　　　<u>取穴方法</u>　角孙穴位于耳朵内侧凹陷部位，当耳尖直上入发际处（图4-318）。

　　　　<u>体位</u>　让对方躺在床上。

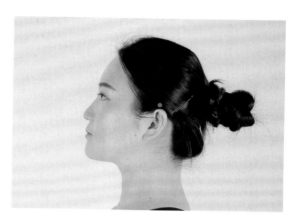

图 4-318　角孙穴

手法　用食指指腹压在角孙穴，同时用中指插入爱人耳道，然后同时稍用力点按（图4-319）。

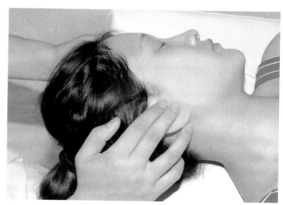

图 4-319　点按角孙穴

方法 ②　指压中府穴

取穴方法　中府穴位于乳头外侧旁开两横指，往上直推 3 条肋骨处（平第一肋间隙）（图4-320）。

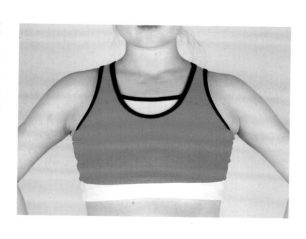

图 4-320　中府穴

体位　让对方躺在床上。

手法　用双手拇指稍用力指压中府穴，共2分钟（图4-321）。

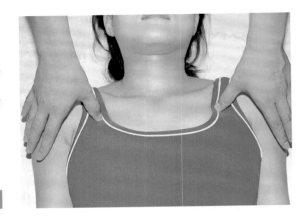

图4-321　指压中府穴

方法❸ **按摩大巨穴**

取穴方法　大巨穴位于下腹部，从肚脐到耻骨上方画一线，将此线五等分，每份为一寸（即"同身寸"），然后从肚脐往下两寸（即石门穴），再向左右6.5厘米处（图4-322）。

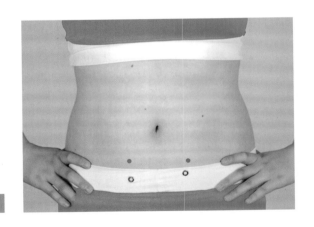

图4-322　大巨穴

体位　让对方躺在床上。

手法　用双手拇指稍用力按摩大巨穴，共2分钟。按摩时要根据伴侣的表情随时调节力道强弱，这样做主要是为了促进其身体局部的血液循环，使其身体逐渐兴奋起来（图4-323）。

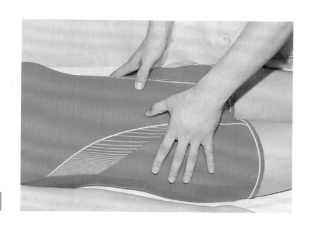

图 4-323　按摩大巨穴

方法 ❹　指按天柱穴

取穴方法　天柱穴位于后发际 1.5 厘米，第一颈椎棘突下旁开 4.5 厘米，斜方肌外缘凹陷处。寻找方法：天柱穴位于后头骨正下方凹处，也就是颈脖子处有一块突起的肌肉（斜方肌），此肌肉外侧凹处，后发际正中旁开约 2 厘米左右即是此穴（图 4-324）。

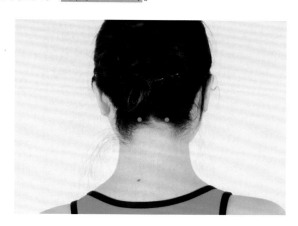

图 4-324　天柱穴

体位　让对方坐在椅子上或趴在床上。

手法　用拇指按摩天柱穴，同时可轻轻地碰触、摩蹭此穴，也能充分达到前戏的效果。按摩这个穴位对于久坐办公室的女性最为有效（图 4-325）。

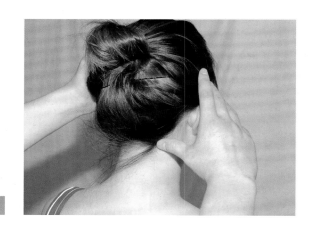

图 4-325　指按天柱穴

方法❺　指压膻中穴

<u>取穴方法</u>　膻中穴位于胸部的前正中线上，两乳头连线的中点（图 4-326）。

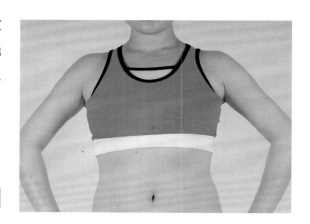

图 4-326　膻中穴

<u>体位</u>　让对方躺在床上。

<u>手法</u>　用拇指按压膻中穴，共 3 分钟（图 4-327）。

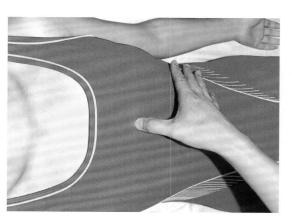

图 4-327　指压膻中穴

方法 ⑥　指压涌泉穴

取穴方法　涌泉穴位于足底部，卷足时足前部凹陷处，约当足底第二、三趾趾缝纹头端与足跟连线的前1/3与后2/3交点上（图4-328）。

体位　让对方躺在床上。

手法　用一手扶住脚跟，另一手拇指稍用力按压涌泉穴，共3分钟（图4-329）。可增强女性的性敏感度。

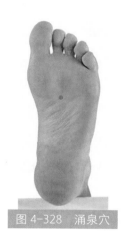 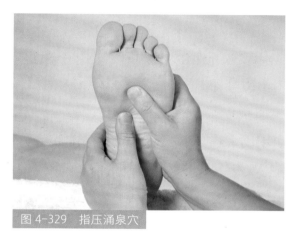

图4-328　涌泉穴　　图4-329　指压涌泉穴

方法 ⑦　指压委中穴

取穴方法　委中穴位于膝关节后侧腘窝处，当腘横纹中点处（图4-330）。

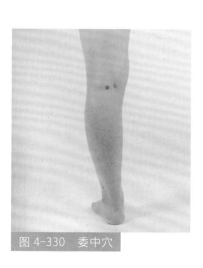

体位　让对方躺在床上。

手法　用拇指轻轻按压委中穴，约3分钟。可提高女性的性敏感度（图4-331）。

图4-330　委中穴

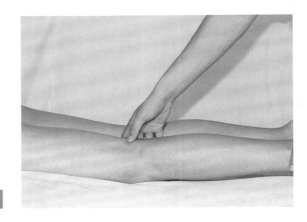

图 4-331　指压委中穴

提示

（1）以上按摩手法可由伴侣实施，可以依次交替进行，每天 1 ～ 2 次。坚持 1 ～ 2 个月，性冷淡就会有明显的改善。

（2）按摩应舒缓轻柔，不使对方产生不舒服的感觉。

（3）有的女性在生活中都有怕冷的表现，所以按摩应在温暖的房间进行，如在洗浴后按摩，则更好。

5

打 造 丽 姿
——护容养颜的家人互助按摩手法

5.1 面部黄褐斑和色斑

　　产生面部色斑的原因很多，比如日光照射、疾病、药物、化妆品及情绪因素等。以前，常常觉得人到中年才会被色斑所困扰，可随着工作压力的增大，色斑早已迫不及待地爬上了不少年轻女性的脸上，而且挥之不去。虽然目前对于色斑的认识除认为有碍美容以外，并无任何主观感觉或其他影响，但对于天生爱美的女性来说，这无疑是非常影响形象的，巴不得立刻除之而后快。

　　中医认为，经脉不通导致瘀血内停，阻滞不畅，心血不能到达皮肤颜面营养肌肤，而皮肤中的代谢垃圾、有害物和黑色素就不能随着人体的正常新陈代谢排出去，逐渐沉积就形成了色斑。很多长色斑者还伴有一些妇科疾病，如卵巢囊肿、子宫肌瘤、乳腺增生、月经不调等，所以女性长色斑时还要警惕身体的其他疾病。

　　按摩是一种比较好的辅助治疗方法，对于改善黄褐斑和色斑能起到相当不错的效果。只要持之以恒地进行正确按摩，过段时间脸上的色斑就会开始淡化乃至消失。

方法 ❶ 按摩脸部两侧

让对方坐在椅子上，用双手食指由下巴正中沿着下颌骨向上向脸部两侧拉摩，先拉摩到耳后，再向下拉摩至肩胛部，反复进行，共 2 分钟，可有效促进面部的血液循环（图 5-1、图 5-2）。

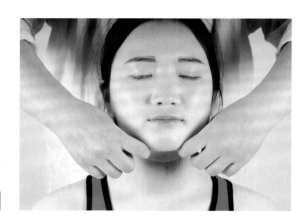

图 5-1　按摩脸部两侧

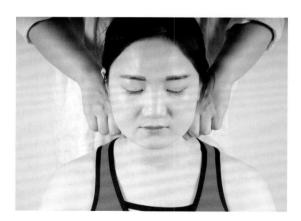

图 5-2　按摩耳后至肩胛部

方法 ❷ 按摩嘴周

让对方坐在椅子上，用双手食指从人中处开始，擦摩法令纹至迎香穴，并顺势用食指指节点压迎香穴，反复进行，共 2 分钟（图 5-3、图 5-4、图 5-5）。

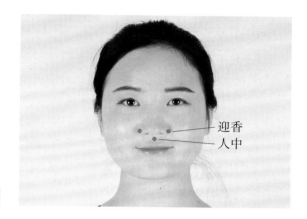

图 5-3　人中穴和迎香穴

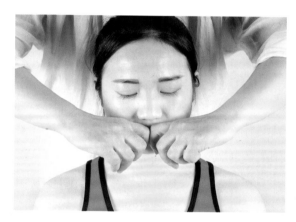

图 5-4　按摩嘴周

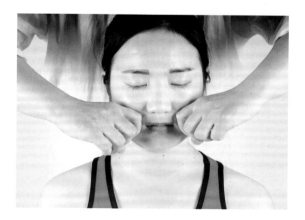

图 5-5　点压迎香穴

方法 ❸　按摩脸颊

　　让对方坐在椅子上，用双手食指由外而内打圈的方法在脸颊分三条线（承泣到翳风、地仓到耳门、迎香到太阳）拉摩，反复进行 2 分钟（图 5-6、图 5-7）。

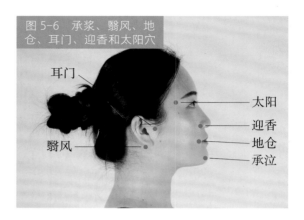

图 5-6　承浆、翳风、地仓、耳门、迎香和太阳穴

耳门

太阳
迎香
地仓
承泣

翳风

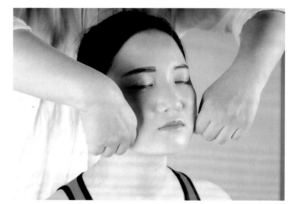

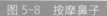
图 5-7　按摩脸颊

方法 ❹　按摩鼻子

　　让对方坐在椅子上，用双手食指先从鼻头正面刮向鼻根，然后以同样的手法刮抹鼻翼两侧，反复进行 2 分钟（图 5-8）。

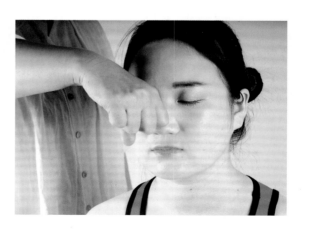

图 5-8　按摩鼻子

方法 ⑤ **按摩眼周**

让对方坐在椅子上，用双手食指由内眼角开始，沿上下眼眶拉摩，到眼尾时挑出，反复进行2分钟（图5-9）。

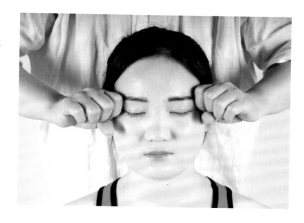

图 5-9　按摩眼周

方法 ⑥ **按摩阿是穴**

长色斑的地方就是中医所称的阿是穴，也就是哪里有病哪里就是穴位。对于色斑也是这样，产生色斑的地方往往血液循环不好，按摩就可以疏通经络、行气活血，从而淡化色斑。让对方坐在椅子上，用双手食指和中指并拢，按摩色斑的地方，反复进行2分钟（图5-10）。

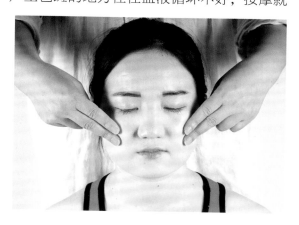

图 5-10　按摩阿是穴

提示

（1）按摩前最好先进行面部深层清洁，以去除脸上老化的角质。

（2）按摩后可敷面膜或涂润肤霜，效果更佳。

5.2 黑眼圈

　　黑眼圈的成因有两种，一种是血管性因素，即由于局部血液循环不良、静脉血管扩张而形成的，比如过敏性鼻炎和睡眠不足可导致眼周静脉淤滞，血液循环不良，代谢变差，都可导致黑眼圈；另一种为色素性因素，即由于局部黑色素沉着造成的，比如不当的上妆方式（刷具太粗糙）、卸妆太用力或者是常揉眼睛等，都容易造成局部皮肤的轻微炎症，进而形成色素沉着。

　　中医认为，肾主水，其色为黑，肾虚会导致水代谢障碍，肾气不足日久导致气血运行不畅，目失所养，则出现黑眼圈，多表现在下眼睑。

　　去黑眼圈的方法有很多，但要数按摩去黑眼圈最有效了。通过按摩刺激，可促进局部血液循环，加速废物的代谢，从而消除或减轻黑眼圈。

方法 ❶　按压眼窝上方

　　让对方坐在椅子上，站在对方身后，用中指或是无名指从眼角到眼尾的方向，循环渐进地按压眼窝上方，反复进行 2 分钟，可有效放松紧张的肌肤（图 5-11）。

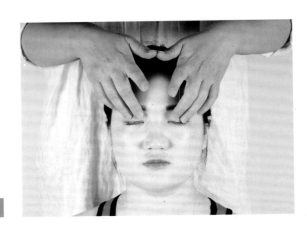

图 5-11　按压眼窝上方

方法 ❷　按摩眼角

　　让对方坐在椅子上，站在对方身后，用无名指从眼尾到眼角以画小圆圈的方法按摩，反复进行2分钟，有助于增强局部血液循环，淡化黑眼圈（图5-12）。

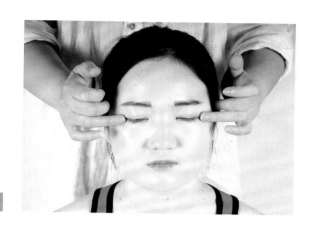

图 5-12　按摩眼角

方法 ❸　按压下眼角

　　让对方坐在椅子上，站在对方身后，以无名指从下眼睑的眼角开始，用画小圈的方式逆时针来按压，反复进行2分钟，有助于增强局部血液循环，淡化黑眼圈（图5-13）。

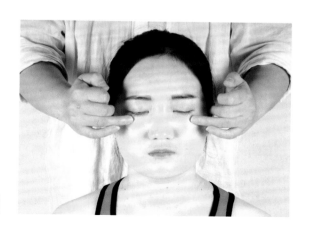

图 5-13　按压下眼角

方法 ④ 按压太阳穴

　　让对方坐在椅子上，站在对方身后，用中指按压太阳穴，力度稍微大点，并停留3秒，然后由太阳穴向内按回眼头位置，反复进行2分钟，有助于增强局部血液循环，淡化黑眼圈（图5-14）。

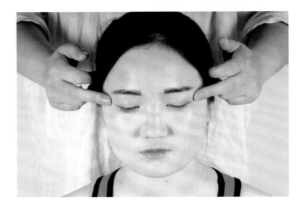

图5-14　按压太阳穴

方法 ⑤ 温热双眼

　　让对方坐在椅子上，站在对方身后，将双手搓热，似盖棉被般地盖住双眼（图5-15）。

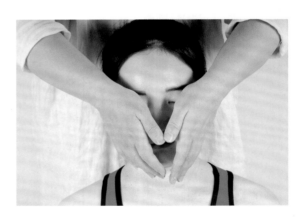

图5-15　温热双眼

提示

（1）以上手法应按顺序依次为家人进行，每天1次，一般1～2个月就会有明显效果。

（2）按摩的力度一定要轻柔，避免大力拉扯皮肤，以防止面部细纹的出现。

（3）按摩后可涂眼霜，效果更好。

5.3 眼袋

　　眼袋医学上叫作眶脂膨出，它的形成既有遗传、年龄的原因，也与不当的生活习惯有关。一般来讲，成年人，尤其是女性，在 30 岁左右就会开始生出眼袋，这多半是局部脂肪堆积的结果。此外，不少女性下眼睑常发生水肿现象，由于眼下皮肤特别薄，所以造成下眼睑有明显的隆起而出现眼袋。另外，睡眠不足和眼睛疲劳可使眼部血液循环不畅，也会造成眼袋。

　　中医认为，眼袋是由肾阴虚引起，即体内肾水不足，肾阴无力，则无法正常上行至眼部滋润眼睑，加上体内水分代谢失常，于是肾虚水肿，表现在下眼睑，就形成眼袋。

　　除了因遗传原因造成的眼袋不易消除外，其他原因形成的眼袋是可以通过按摩来去除的。按摩能刺激眼部经络和穴位，调节眼部气血，达到消除眼袋的作用。只要够耐心，持之以恒，就会大有收获。

方法 ❶　按压睛明和承泣穴

　　<u>取穴方法</u>　睛明穴位于目内眦外，在鼻梁两侧距内眼角 1.5 毫米处的地方；承泣穴位于面部，瞳孔直下，当眼球与眶下缘之间（图5-16）。

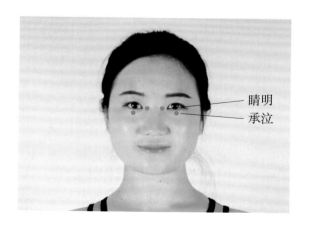

睛明
承泣

图 5-16　睛明和承泣穴

　　<u>体位</u>　让对方坐在椅子上。

　　<u>手法</u>　让对方闭眼，用无名指指腹快速拍打睛明穴，可加速眼部血液循环，共拍打 30 次（图 5-17）。下眼袋中央凹陷的部位布满了血管，如血液流通不畅的话，血管会扩张，眼袋和黑眼圈就更加明显，用无名指轻按此处的承泣穴，持续约 1 分钟，可以有效改善眼袋（图 5-18）。

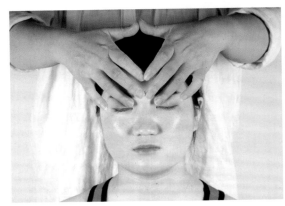

图 5-17　按压睛明穴

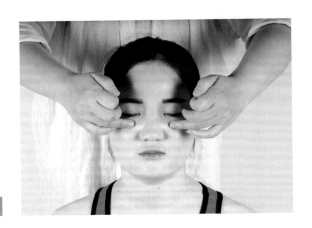

图 5-18　按压承泣穴

方法❷　按揉眼睑和太阳穴

　　<u>取穴方法</u>　太阳穴位于头部侧面的颞部，眉外梢和外眼角之间向后一横指的凹陷处，快接近发际（图 5-19）。

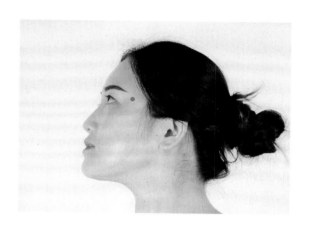

图 5-19　太阳穴

体位　让对方坐在椅子上。

手法　用中指和无名指指腹以轻按揉的方式由内眼睑向外眼睑移动至太阳穴，并在太阳穴停留按揉 5 秒，并向上提拉，反复进行 10 次（图 5-20）。

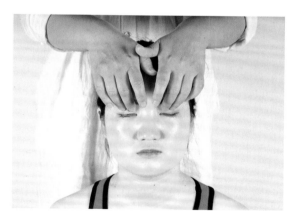

图 5-20　按揉眼睑和太阳穴

方法 ❸　按压眉骨

　　眉心附近是头部众多经脉交会之处，平移按摩可以刺激局部经穴，使之功能加强。将中指和无名指分开，分别按住眉角与眉尾两侧，顺着眉骨将中指从内向外移向眉尾，再将无名指与中指并拢向太阳穴方向按压提拉，反复进行 10 次（图 5-21）。

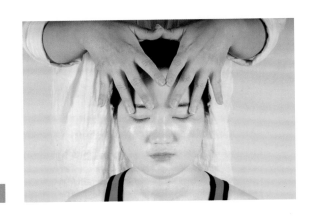

图 5-21　按压眉骨

方法❹　提拉眼皮

　　提拉眼皮的动作，能够改善眼袋和眼角的下垂，收到紧致的效果。

用食指与中指横分成
V 字形，由内眼睑向
外眼睑提拉延伸到太阳
穴，反复进行 10 次（图
5-22）。

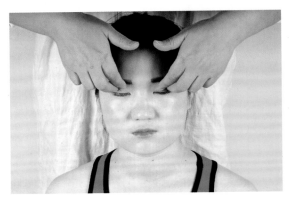

图 5-22　提拉眼皮

提 示

（1）按摩前要先清洁面部，最好在淋浴或蒸汽喷雾后毛孔扩张时进行按摩，
　　　效果更佳。

（2）按摩时可在眼部涂擦眼霜，以使皮肤保持柔润顺滑，减少摩擦。

（3）以上手法每天依次为家人按摩 1 次，一般 1 个月左右就可以明显减轻黑
　　　眼圈。若能坚持长期按摩，还能有效减轻鱼尾纹。

（4）按摩方向应与肌肉走向一致，也就是与皮肤皱纹的方向垂直。

5.4 眼角纹

　　眼角纹俗称鱼尾纹，是人体衰老的表现之一，即出现在人的眼角和鬓角之间的皮肤皱纹。眼角纹的形成是由于神经内分泌功能减退，真皮层的纤维细胞活性减退或丧失，胶原纤维减少、断裂，导致皮肤弹性减退，从而使眼角皮肤皱纹增多。此外，日晒、干燥、寒冷、洗脸水温过高、表情丰富、吸烟等也可导致纤维组织弹性减退，导致眼周皱纹增加。

　　中医认为，颜面的皮肤是靠气血滋养的，所以如果气血不足或者气血有淤滞，脸上也容易出现皱纹。此外，肾虚所致的月经不调及某些妇科疾病、睡眠障碍、不良饮食习惯以及女性湿热下注导致的白带增多、尿频、腹痛、腰痛等，也往往可引起颜面的变化，出现眼角纹增多。

　　按摩可以使眼角皮肤变得紧实而有弹性，是很有效的祛除眼角纹的方法。

方法 ❶　推揉眼侧皮肤

　　让对方坐在椅子上，站在对方身后，让对方闭眼，先在眼角涂上少量眼霜，用食指和中指按在双眼两侧，缓慢轻柔地推揉眼侧皮肤。当眼皮垂下时，手指缓缓地朝耳朵方向拉，从 1 数到 5，然后松手，反复进行 10 次（图 5-23）。

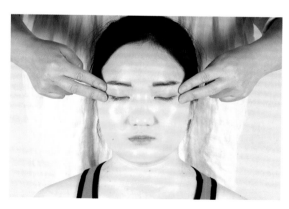

图 5-23　推揉眼侧皮肤

方法② **按摩眼睑和太阳穴**

让对方坐在椅子上，站在对方身后，先在眼角涂抹少量眼霜，稍等5分钟，以使眼霜渗透进皮肤；然后食指、中指和无名指并拢，沿着下眼睑的眼骨，按从眼头到眼尾的方向，轻轻用力按摩10次（图5-24）；再用中指和食指稍加用力按压太阳穴，揉动手指并停留5秒，再放松手指3秒（图5-25）。如此反复进行3次。

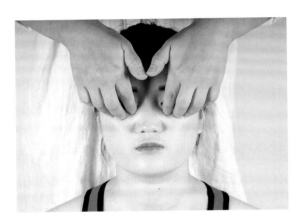

图5-24　按摩眼睑

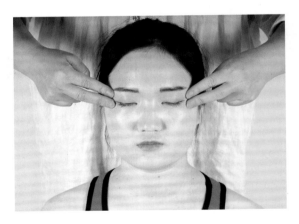

图5-25　按摩太阳穴

方法③ **按压眼窝上方与眉弓**

让对方坐在椅子上，站在对方身后，用中指与无名指同时按压眼窝上方与眉弓，由眼头按至眼尾，动作要轻柔，反复进行5次（图5-26）。

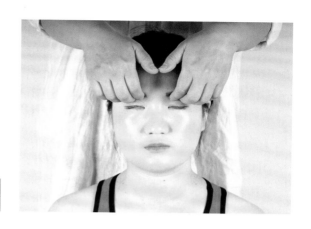

图 5-26　按压眼窝上
方与眉弓

方法 ❹　按摩眼周皮肤

　　让对方坐在椅子上，站在对方身后，用无名指由眼角外侧向眼头方向，以画小圆圈的方式轻轻滑动按摩，绕一圈后回到眼角，反复进行 5 次（图 5-27）。

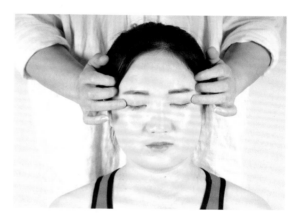

图 5-27　按摩眼周皮肤

方法 ❺　按压下眼睑

　　让对方坐在椅子上，站在对方身后，用无名指从下眼皮眼头开始，以画小圆圈方式逆时针按压到眼尾，一直延伸至太阳穴，稍加用力，并停留 3 秒，再从太阳穴回到上眼睑眼尾，继续按摩至眼头，反复进行 5 次（图 5-28）。

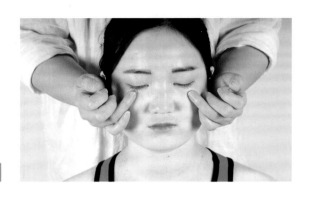

图 5-28　按压下眼睑

提示

（1）以上手法应按顺序依次进行按摩，每天 1 次，一般 1 ~ 2 个月即可收到明显效果。

（2）按摩时可适当涂抹眼霜，但不能涂抹太多，否则会因无法完全吸收而形成脂肪粒。

5.5　额头纹

额头纹是指在不抬额的时候也能看出来、抬额时皱纹更加明显的额头部横向皮肤皱纹，又叫"抬头纹"。额头纹的产生主要是衰老的表现，是由于随着年龄的增长，皮下脂肪和水分减少，真皮失去滋养，导致皮肤活力减弱而形成。此外，不少人还与面部表情有莫大关系，在普通的面部表情中，会不由自主地将双眉扬起，长此以往，就会降低和损伤额部皮肤的回复能力，皮下纤维组织的弹性也会逐渐降低，而习惯性的扬眉挤压到额部皮肤，则会留下痕迹，次数多了以后便成为顽固的真性皱纹。

中医认为，额头纹是阴血不足、肤失濡养、瘀血阻络、肌肤失容的结果。

虽然皱纹的出现随着年龄的增加是不能抵挡的，但适当的按摩可以延缓皮肤的老化速度，从而减少皱纹的出现。

方法 ❶ 按摩额头

让对方坐在椅子上，站在对方身后，用中指和无名指以打圆圈方式按摩到太阳穴，共20圈（图5-29）。

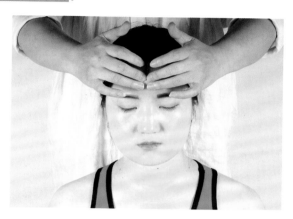

图 5-29　按摩额头

方法 ❷ 按摩眼睛周围

让对方坐在椅子上，站在对方身后，从太阳穴开始，顺着眼睑而下，围绕眼眶做按摩，共20圈（图5-30）。

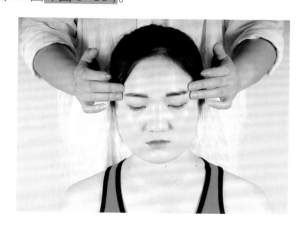

图 5-30　按摩眼睛周围

方法 ❸ 按摩鼻部两边

让对方坐在椅子上，站在对方身后，先由上至下，再用力按摩鼻子两边，共20次（图5-31）。

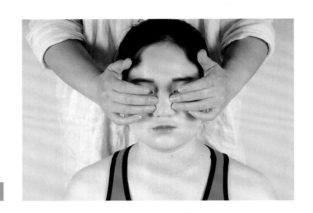

图 5-31　按摩鼻部两边

方法 ④　按摩面颊

　　让对方坐在椅子上，站在对方身后，分3处由下巴至耳下、嘴角至耳上及鼻旁到太阳穴，都以打圆圈方式仔细按摩，共3分钟（图5-32）。

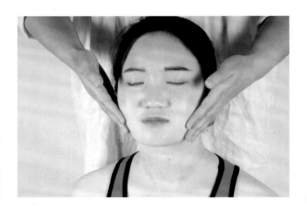

图 5-32
按摩面颊

方法 ⑤　按揉阳白穴

　　取穴方法　阳白穴位于额头，瞳孔正上方，离眉毛上缘约3厘米处（图5-33）。

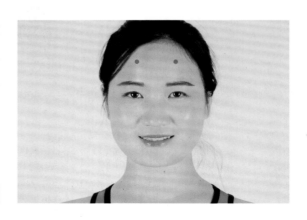

图 5-33　阳白穴

体位　让对方坐在椅子上。

手法　用双手拇指顺时针按揉阳白穴，约3分钟，然后再逆时针按揉约3分钟，以局部感到酸胀并向整个前额放散为好（图5-34）。

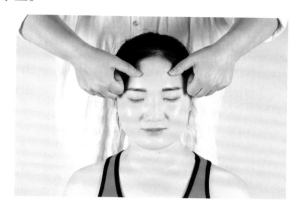

图5-34　按揉阳白穴

方法❻　推按印堂穴

取穴方法　印堂穴位于额部，在两眉头的中间（图5-35）。

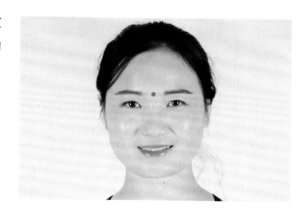

图5-35　印堂穴

体位　让对方坐在椅子上。

手法　用两手拇指交替地从鼻根部向上推按印堂穴，约2分钟（图5-36）。

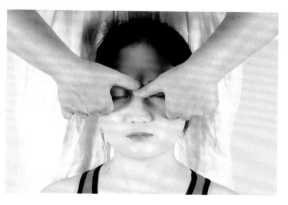

图5-36　推按印堂穴

方法 ❼ 按揉丝竹空穴

　　<u>取穴方法</u>　丝竹空穴位于外眼角上方，眉梢的凹陷处（图5-37）。

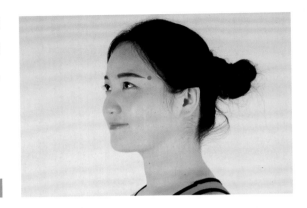

图 5-37　丝竹空穴

　　<u>体位</u>　让对方坐在椅子上。

　　<u>手法</u>　用双手拇指顺时针按揉丝竹空穴，约3分钟，然后再逆时针按揉约3分钟（图5-38）。

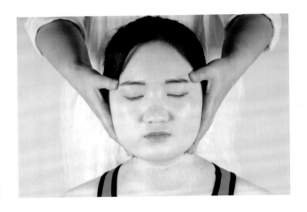

图 5-38　按揉丝竹空穴

方法 ❽ 按揉头维穴

　　<u>取穴方法</u>　头维穴位于头前侧，头正中线旁开15厘米处，入发际1.5厘米处（图5-39）。

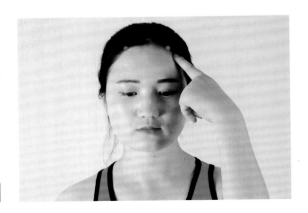

图 5-39　头维穴

体位 让对方坐在椅子上。

手法 用两手拇指同时顺时针按揉头维穴，约3分钟，然后再逆时针按揉，约3分钟（图5-40）。

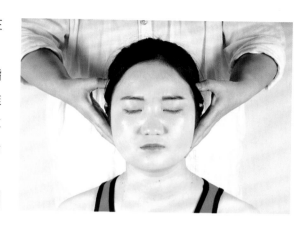

图5-40 按揉头维穴

方法 ❾ 按揉瞳子髎穴

取穴方法 瞳子髎穴位于眼角外侧1厘米凹陷处（图5-41）。

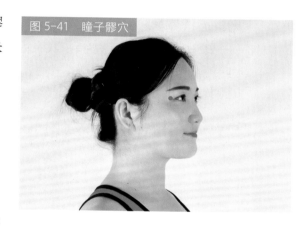

图5-41 瞳子髎穴

体位 让对方坐在椅子上。

手法 用双手拇指或中指同时按压瞳子髎穴，约30秒，再顺时针按揉1分钟，然后逆时针按揉1分钟（图5-42）。

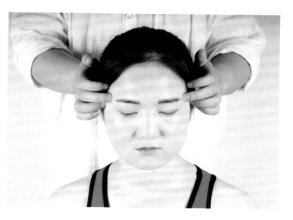

图5-42 按揉瞳子髎穴

方法 ⑩ **按揉足三里穴**

<u>取穴方法</u> 足三里穴位于小腿前外侧，髌骨下缘的下方 6.5 厘米，胫骨前缘旁开一横指处（图 5-43）。

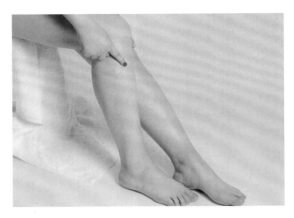

图 5-43 足三里穴

<u>体位</u> 让对方坐在椅子上。

<u>手法</u> 用拇指顺时针用力按揉，约 3 分钟，然后再逆时针按揉，约 3 分钟（图 5-44）。

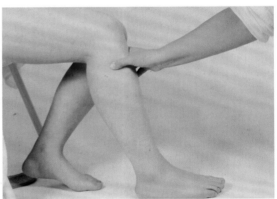

图 5-44 按揉足三里穴

提示

（1）以上手法可随意组合，轮流进行，每次 3 ~ 4 种，一般 1 ~ 2 个月即可收到明显效果。

（2）按摩时必须注意皮肤纹理，不可随意按摩。错误的手法反而会加重皮肤皱纹的生长。

（3）按摩前，可适当在局部涂抹些眼霜，按摩时把眼部的细纹拉平，让眼霜渗入这些细纹中，利于眼霜的完全吸收。

5.6 妊娠纹

妊娠纹是因为怀孕期间腹部皮肤真皮弹力纤维断裂变性、皮肤过伸而出现的萎缩性变化。一般当怀孕五六个月的时候，妊娠纹就开始出现了，而当进入 7 个月时，由于胎儿急剧发育，妊娠纹也开始快速增多，腹部皮肤上出现越来越多的粉红色或紫红色的不规则纵形裂纹。产后，虽然断裂的弹性纤维逐渐得以修复，但一般难以恢复到孕前的状态，产后几个月后，皮肤上的裂纹渐渐褪色，最后变成银白色，即妊娠纹。

中医认为，妊娠纹是先天禀赋不足或气血失和致皮肤失养所致。

如果准妈妈在怀孕期提前做护理，在丈夫的帮助下进行适当的按摩，妊娠纹是可以减轻或消除的。坚持适度按摩皮肤，尤其是按摩那些容易堆积脂肪产生妊娠纹的部位，如乳房、背部、腹部、臀部、大腿内外侧、膝盖等处，可以有效地增加皮肤和肌肉的弹性，保持局部血液循环顺畅，避免过度拉扯皮肤中的弹性纤维，减轻或阻止妊娠纹的产生。适当力度的按摩既不会伤害胎儿，还对预防妊娠纹有效果，准妈妈们不妨一试。

方法❶ 按摩乳房

让对方躺在床上，先用热毛巾擦洗乳房，再取少量按摩油或橄榄油在手掌上，双手揉搓至温热，然后从其乳房根部至乳头轻柔按摩，在乳侧画圈按摩，最后由乳沟位置开始，以乳头为中心由内朝外画圈按摩，共 3 分钟（图 5-45）。

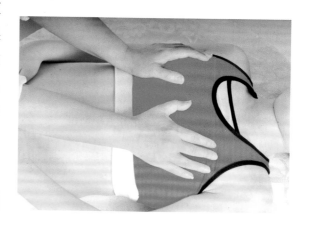

图 5-45　按摩乳房

方法② 按摩背部

让对方趴在床上，取少量按摩油或橄榄油在手掌上，双手由脊椎的中心往两侧按摩，共3分钟（图5-46）。

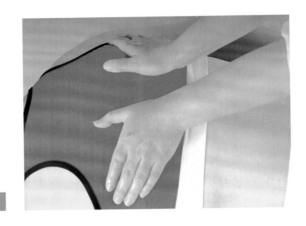

图5-46 按摩背部

方法③ 按摩腹部

让对方躺在床上，取少量按摩油或橄榄油在手掌上，左右手放在肚脐的两侧，以肚脐为起点，以顺时针方向不断地画圈按摩，画圈时应由小至大向外扩散，逐渐扩大至整个腹部（图5-47）。

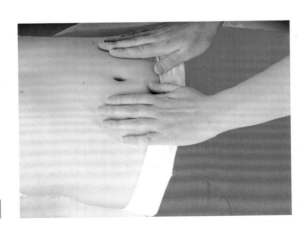

图5-47 按摩腹部

方法 ④ 按摩臀部

让对方趴在床上，取少量按摩油或橄榄油在手掌上，可将双手放在臀部下方，用手腕的力量由下往上、由内至外沿臀部边缘按摩（左右两边都要）（图 5-48）。

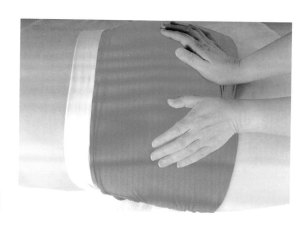

图 5-48　按摩臀部

方法 ⑤ 按摩大腿内侧

让对方躺在床上，取少量按摩油或橄榄油在手掌上，以膝盖为起点，由后侧往上推向髋部 10 次（图 5-49）。

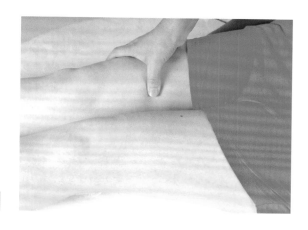

图 5-49　按摩大腿内侧

方法⑥ 按摩膝盖

让对方躺在床上，取少量按摩油或橄榄油在手掌上，双侧膝盖以画圆的方式，由内向外按摩（图 5-50）。

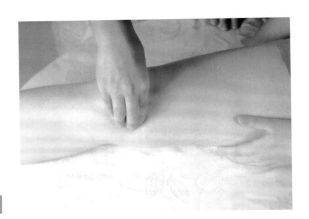

图 5-50　按摩膝盖

提示

（1）最好从怀孕 3 个月开始到分娩后 3 个月内坚持进行以上按摩，可以有效预防妊娠纹生成或淡化已形成的妊娠纹。

（2）在按摩时，可在局部使用一些抗妊娠纹按摩油、按摩膏、婴儿油、绵羊油等，效果更好。

（3）按摩的力度要轻柔，以免伤及腹中的胎儿。

（4）按摩时如果用力过大，还可能造成不必要的皮肤张力增加、胶原纤维断裂，反而可能增加妊娠纹的产生。

5.7　乳房平坦

女性身材健美，乳房起着重要作用。乳房的形态和大小是决定乳房健美与否的关键因素。女性一般在 15 ~ 16 岁乳房逐渐发育成熟，形成了青春女子的胸部曲线。假如乳房过小或乳房平坦，就会直接影响胸部的美观。

经常对胸部进行按摩，可以促使乳房发育充分，增加乳房的弹性与光泽，减少多余的脂肪，还能增加乳房的抗病能力，使乳腺小叶发育成熟。

拥有健美的胸部，当然是每个女性最心仪的事情，但并不是每个女性天生就能生就一对健美的乳房。除了使用健胸用品外，还有一种绝对安全又有效的方法，那就是进行乳房按摩，常会起到意想不到的效果。

方法❶ 掌摩乳房

让对方躺在床上，双手掌面从下向上托住乳房，用柔和而均匀的力量向上推摩双侧乳房至锁骨下，反复进行 1 分钟；再用手掌面从胸骨处向左右两侧分别推摩双侧乳房直至腋下，再返回至胸骨处，反复进行 1 分钟（图 5-51）。如此共做 5 遍。

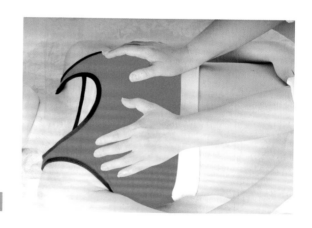

图 5-51 掌摩乳房

方法❷ 托推乳房

让对方躺在床上，先用右手掌面的内侧部分托住右侧乳房底部，然后用适宜的力量缓缓向上托推乳房，放开后再次托推，共进行 30 次。手掌向上推时不能超过乳头水平。再用左手托推左侧乳房 30 次。然后揪提乳头，即用拇、食指指腹轻轻捏住对侧乳头，左右侧乳头各揪提

30次，用力不宜太大。乳头凹陷者可多揪几次，用力可稍大些，以爱人不痛为度（图5-52）。

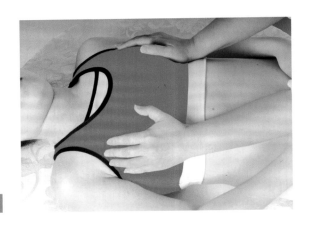

图 5-52　托推乳房

方法❸　按揉大椎穴

<u>取穴方法</u>　大椎穴位于颈部下端，第七颈椎棘突下的凹陷处（图5-53）。

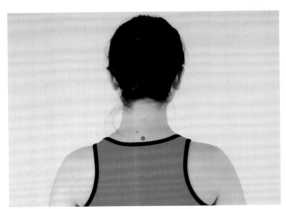

图 5-53　大椎穴

<u>体位</u>　让对方坐在椅子上。

<u>手法</u>　用拇指用力按揉大椎穴，约3分钟（图5-54）。

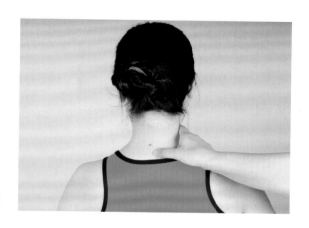

图 5-54　按揉大椎穴

方法 ❹　按压关元穴

　　取穴方法　关元穴位于下腹部，前正中线上，当脐中下 10 厘米处（图 5-55）。

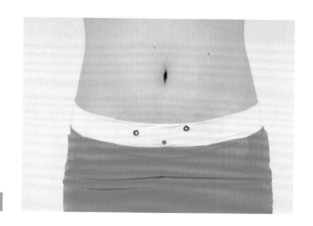

图 5-55　关元穴

　　体位　让对方躺在床上。

　　手法　用手掌按在关元穴上，稍用力均匀按压以关元穴为中心的下腹部，共 10 分钟（图 5-56）。按压本穴时应排空小便，以早晨起床后 10 分钟或晚上临睡前 30 分钟进行按摩效果最佳。

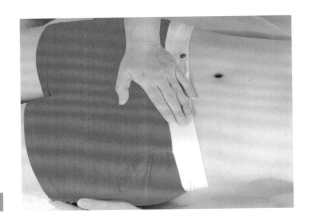

图 5-56　按压关元穴

提示

（1）以上手法依次按摩，每天1次，通常在1～2个月就会有明显效果，一定要坚持不懈。

（2）按摩时手法要轻柔，适当用力，但不可过重，避免过分牵扯乳房。

（3）按摩前可在乳房上涂抹营养护肤乳液，以增加润滑性，效果也更好。

5.8　臀部脂肪堆积

　　臀部是女性最容易堆积脂肪的部位。首先，现代人多数缺乏锻炼，不少人又喜欢坐在电脑前长时间工作或上网，这样很容易造成臀部脂肪堆积和臀部下垂。其次，很多人喜欢吃油炸食物、喝冷饮，不注重饮食健康，并且睡眠不规律，因而易造成气血不足，臀部自然也就赘肉横生。

　　体育锻炼虽然可加速脂肪分解，并能加强臀部肌肉的承托力，但许多人不能从事运动量过大的锻炼，如心血管系统疾病患者；许多人又因种种原因，无法坚持体育锻炼，这样，按摩就成了最佳选择。按摩能消除臀部多余脂肪，增强臀部肌肉力量。通过爱人的按摩，可收腹、翘臀又瘦腿，减少下半身脂肪，从而让自己拥有完美的腰臀腿曲线。

方法 ❶ 推挤臀部

让对方趴在床上，将手放在对方臀部外侧，用力向内侧推挤，并让对方用力收缩臀肌，反复 30 次。然后，用手按其臀部，左右交替进行推挤，反复 5 分钟，再用手掌对臀部进行揉搓，至皮肤发热为止（图5-57）。

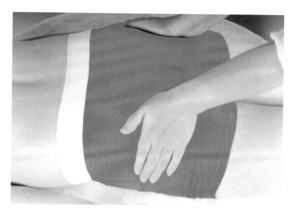

图 5-57　推挤臀部

方法 ❷ 放射状推按臀部

让对方趴在床上，将手掌重叠，从对方臀部最高处向四周做放射状推出，反复进行 5 分钟（图5-58）。

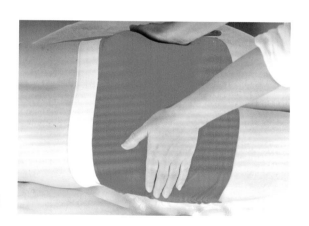

图 5-58　放射状推按臀部

方法 ❸ 推挤骶部

　　让对方侧躺在床上，用手从对方骶部向下推挤到大腿部，左右交替约 15 次，然后用手指揉环跳穴约 1 分钟，可稍用力，以有酸胀感为佳（图 5-59）。

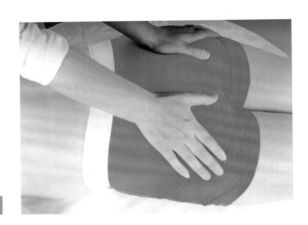

图 5-59　推挤骶部

方法 ❹ 推拉腿部

　　让对方躺在床上，用双手握紧一侧膝部，向前推拉腿部，反复 25 次左右，交替进行（图 5-60）。

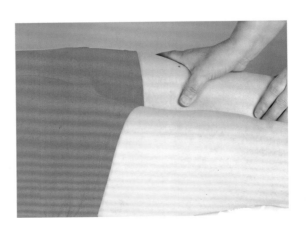

图 5-60　推拉腿部

5.9 腹部脂肪堆积

　　腹部也是女性最容易堆积脂肪的部位。运动与按摩都能起到消耗脂肪的作用，因而是有效的减肥方式。现在流行的腹部按摩减肥法，不但适用于辅助治疗消化系统、神经系统和泌尿生殖系统的许多疾病，还可作为消除腹部脂肪的一种很有效的方法。

方法 ❶　波浪式推按腹部

　　让对方躺在床上，从对方腹部的外侧向内侧、再从内侧向外侧来回揉搓。这时手不要太用力。两手手指并拢，自然伸直，左手掌置于右手指背上，用手掌平贴腹部，用力向前推按，继而左手掌用力向后压，一推一回，由上而下慢慢移动，似水中的波浪（图 5-61）。

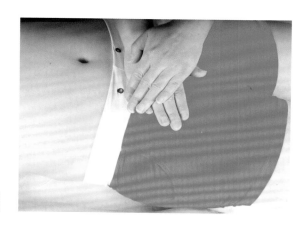

图 5-61　波浪式推按腹部

方法②　揉挤肚脐两侧

　　让对方躺在床上，双手将肚脐两侧的脂肪轻轻捏住，稍稍用力揉搓和拧挤，以腹部不感到疼痛为合适（图 5-62）。

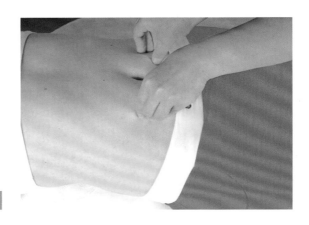

图 5-62　揉挤肚脐两侧

方法③　揉捏小腹最胖处

　　让对方躺在床上，双手微微张开如龙爪状，轻轻揉捏对方小腹最肥胖的区域（图 5-63）。

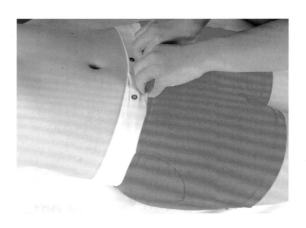

图 5-63　揉捏小腹最胖处

方法④　上提腹部

　　让对方躺在床上，用双手抱住对方小腹最肥胖的地方，嘱其快速地用力吸气，同时自己用双手向上提腹部，然后让对方吐气放松。反复进行 30 次（图 5-64）。

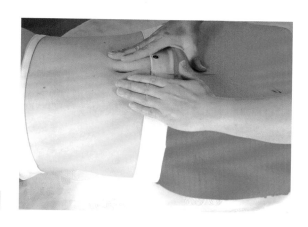

图 5-64　上提腹部

方法 ❺　揉摩小腹

让对方躺在床上，用双手互相交叠放在对方肚脐上，大拇指交叉，掌心对准肚脐，嘱其稍稍吸气后收小腹，双手顺时针揉 30 圈（图 5-65）。

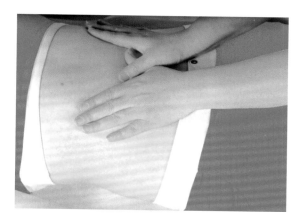

图 5-65　揉摩小腹

方法 ❻　拍打小腹最胖处

让对方躺在床上，轻轻拍打对方小腹最肥胖的地方，就像拍吃饱饭婴儿的背部一样，共3分钟（图5-66）；然后大拇指先往手心内收，其余四指握拳，用空拳轻轻拍打其小腹最肥胖的地方，共3分钟（图5-67）。

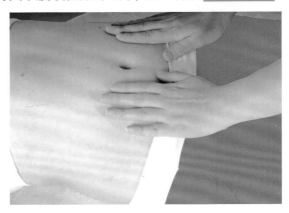

图 5-66　拍打小腹最胖处

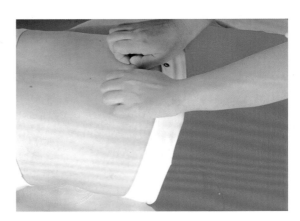

图 5-67　空拳拍
打小腹最胖处

提示
（1）按摩前，可先用手在按摩的部位轻轻揉搓，使局部肌肉放松，然后再进行正式的按摩，这样可以事半功倍。
（2）以上手法依次进行，每天早晚各1次，再适当配合饮食控制，一般按摩2～3周就会明显见效。
（3）饭后或特别饥饿时不宜进行按摩。